Acerca de NCCN Guidelines for Patients®

National Comprehensive Cancer Network®

¿Sabía que los principales centros oncológicos de los Estados Unidos colaboran para mejorar la atención oncológica? Esta alianza de los principales centros oncológicos se denomina National Comprehensive Cancer Network® (NCCN®).

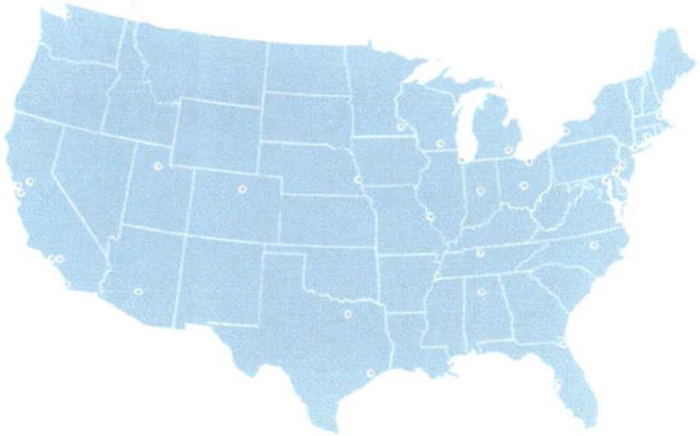

La atención oncológica está en cambio constante. NCCN elabora recomendaciones para la atención oncológica basadas en pruebas que utilizan los profesionales de atención médica de todo el mundo. Estas recomendaciones que se actualizan con frecuencia se denominan NCCN Clinical Practice Guidelines in Oncology (NCCN Guidelines®). NCCN Guidelines for Patients explican de manera sencilla estas recomendaciones de los expertos para las personas con cáncer y sus cuidadores.

Estas NCCN Guidelines for Patients se basan en NCCN Clinical Practice Guidelines in Oncology (NCCN Guidelines®) para el sarcoma de tejidos blandos, versión 1.2025, del 2 de mayo de 2025.

Conozca cómo se preparan las NCCN Guidelines for Patients
NCCN.org/patient-guidelines-process

Ver NCCN Guidelines for Patients gratis en internet
NCCN.org/patientguidelines

Buscar un centro oncológico de NCCN cerca de usted
NCCN.org/cancercenters

Comuníquese con nosotros

Quiénes nos apoyan

NCCN Guidelines for Patients cuenta con el apoyo financiero de NCCN Foundation®

NCCN Foundation agradece profundamente a las siguientes empresas colaboradoras por hacer posible esta NCCN Guidelines for Patients: Aadi Bioscience y SpringWorks Therapeutics, Inc.

NCCN adapta, actualiza y aloja de forma independiente la guía de NCCN Guidelines for Patients. Nuestras empresas colaboradoras no participan en la elaboración de esta NCCN Guidelines for Patients y no se responsabilizan del contenido ni las recomendaciones que se incluyen en la presente guía.

Apoyo adicional proporcionado por

Dottie Shead, máster en Ciencias

Sarcoma Foundation of America (SFA) mejora los resultados de las personas que tienen diagnóstico de sarcoma al financiar y promover la investigación, informar y proporcionar recursos a estos pacientes, defenderlos en nombre de la comunidad y fomentar la concienciación. Como la mayor fuente de financiación privada para la investigación en la comunidad del sarcoma, SFA ha aportado más de 26 millones de dólares a fin de ofrecer más de 230 subvenciones en 127 instituciones de 13 países. SFA también es la organización para la defensa de pacientes con sarcoma más visible e integral, que representa a todos los subtipos. Para obtener más información, visite curesarcoma.org.

Para hacer una donación u obtener más información, visite la página web o envíe un correo electrónico.

NCCNFoundation.org/Donate

PatientGuidelines@NCCN.org

Contenido

NCCN Foundation tiene como objetivo apoyar a los millones de pacientes y familias afectados por un diagnóstico de cáncer mediante la financiación y distribución de NCCN Guidelines for Patients. NCCN Foundation también se compromete a avanzar en los tratamientos contra el cáncer subsidiando a los médicos prometedores del país en el centro de innovación en cuanto a investigación del cáncer. Para obtener más detalles y acceder a la biblioteca completa de recursos para pacientes y cuidadores, visite NCCN.org/patients.

National Comprehensive Cancer Network (NCCN) y NCCN Foundation
3025 Chemical Road, Suite 100, Plymouth Meeting, PA 19462, EE. UU.

1

Acerca del sarcoma de tejidos blandos

Usted o alguien que conoce tiene sarcoma de tejidos blandos. Este es un momento aterrador y estresante en su vida. ¿Qué es el sarcoma de tejidos blandos? En este capítulo, se explica qué es y cómo se trata.

¿Qué es el sarcoma de tejidos blandos?

El sarcoma de tejidos blandos es una enfermedad en la que las células de los tejidos blandos se multiplican y crecen de manera descontrolada. La mayoría de los sarcomas son un tipo de cáncer, pero existen ciertos tipos de tumores benignos (no cancerosos) que también pueden clasificarse como sarcoma.

"Tejido blando" es un término general que incluye casi cualquier tejido del cuerpo que no sea hueso. Los tejidos blandos son la piel, la grasa, los músculos, los tendones, los ligamentos, los nervios, los vasos sanguíneos y los vasos linfáticos. Estos se conectan con otros tejidos y sostienen los órganos del cuerpo.

Sarcoma de tejidos blandos

Los tejidos blandos incluyen músculos, grasa, nervios, tendones, vasos sanguíneos y linfáticos y otros tejidos conjuntivos del organismo.

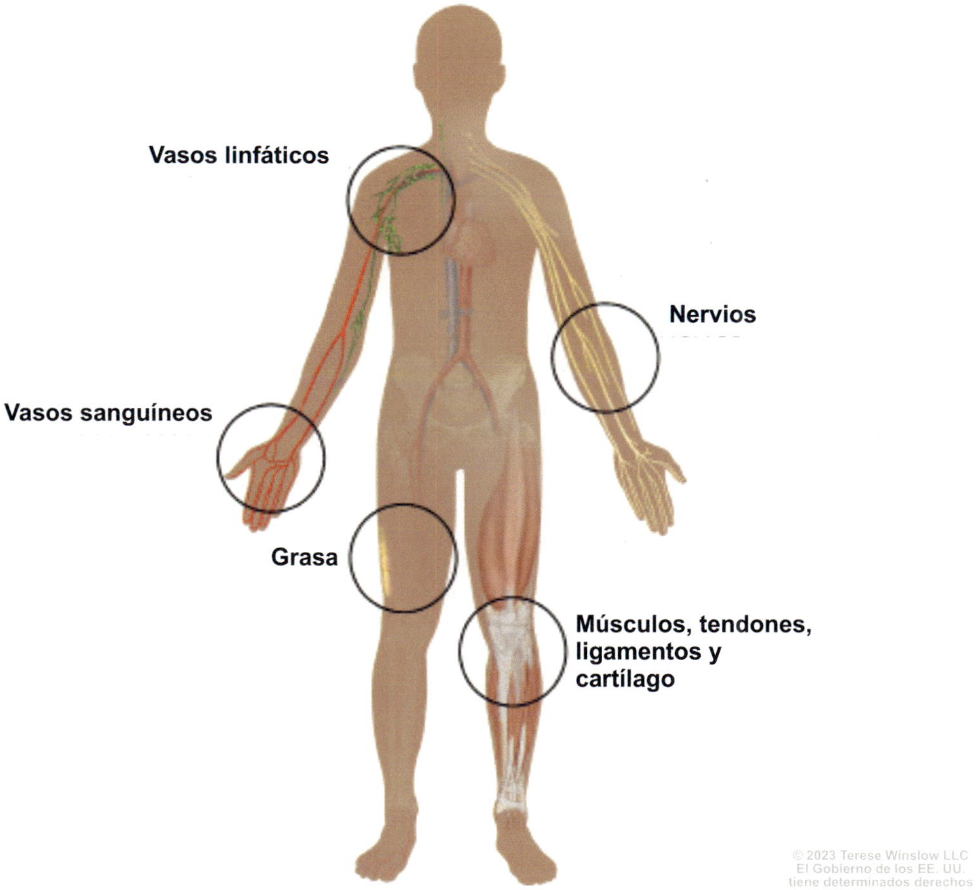

El sarcoma de tejidos blandos es un cáncer que se desarrolla en estos tejidos. El cáncer se produce cuando algo falla en el proceso celular natural, lo que provoca que algunas células de tejidos blandos se conviertan en células cancerosas.

Las células cancerosas no se comportan como las células normales. Presentan cambios genéticos que les permiten multiplicarse y producir muchas más células cancerosas. Desplazan y eliminan las células normales.

También viven mucho más que las células normales. Pueden sustituirlas y hacer que los órganos dejen de funcionar correctamente. Esto puede acabar perjudicando al organismo.

Además, las células cancerosas también pueden extenderse fuera de los tejidos blandos afectados y formar tumores en otras partes del cuerpo. Esto se denomina sarcoma de tejidos blandos metastásico.

Otros tipos de sarcomas menos comunes son los sarcomas de hueso o cartílago, como el osteosarcoma o el condrosarcoma. Puede encontrar más información sobre el osteosarcoma y otros sarcomas óseos en *NCCN Guidelines for Patients: Cáncer de hueso* en NCCN.org/patientguidelines y en la aplicación NCCN Patient Guides for Cancer.

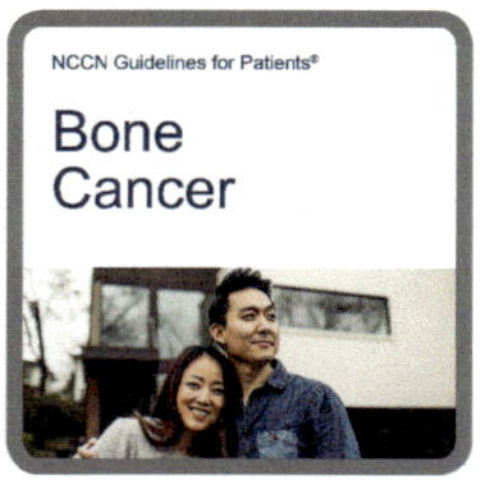

Por qué debería leer este libro

Tomar decisiones sobre la atención oncológica puede ser estresante. Es posible que tenga que tomar decisiones difíciles bajo presión sobre opciones complejas.

Las NCCN Guidelines for Patients son fiables tanto para los pacientes como para los proveedores de atención médica. En ellas, se explican con claridad las recomendaciones de atención actuales formuladas por respetados expertos en la materia. Las recomendaciones se basan en las investigaciones más recientes y prácticas de los mejores centros oncológicos.

La atención oncológica no es igual para todas las personas. Si sigue las recomendaciones de los expertos para su situación, tendrá más probabilidades de mejorar su atención y obtener mejores resultados. Utilice este libro como guía para encontrar la información que necesita para tomar decisiones importantes.

¿Qué causa el sarcoma de tejidos blandos?

Los investigadores especializados en cáncer no saben qué hace que las células de los tejidos blandos crezcan de manera descontrolada (se conviertan en células cancerosas). Sin embargo, varios factores se relacionan con un mayor riesgo de sarcoma de tejidos blandos. Estos se llaman factores de riesgo. Un factor de riesgo es algo que aumenta las probabilidades de tener cáncer.

Los factores de riesgo no necesariamente causan sarcoma de tejidos blandos. Puede tener cáncer sin presentar estos factores. Estos son los principales factores de riesgo para el sarcoma de tejidos blandos:

- Exposición a ciertas sustancias químicas (por ejemplo, pesticidas y herbicidas).
- Exposición previa a la radiación debido al tratamiento del cáncer (esto se denomina sarcoma asociado a la radiación).
- Síndromes hereditarios o genéticos (consulte más información en el Capítulo 2).

Los sarcomas de tejidos blandos descritos en este libro se dividen de la siguiente manera:

- Sarcomas en extremidades, torso, cabeza o cuello.
- Sarcomas dentro del abdomen.
- Tumores desmoides.
- Rabdomiosarcoma (RMS).
- Tumor lipomatoso atípico (TLA)/ liposarcoma bien diferenciado (LSBD).

¿Cómo se tratan los sarcomas de tejidos blandos?

Para los sarcomas de tejidos blandos que no se han extendido a otras áreas del cuerpo, la cirugía es el principal tratamiento. A veces, se administra radioterapia o quimioterapia. Para los sarcomas de tejidos blandos que se han extendido, se utiliza quimioterapia.

Los sarcomas de tejidos blandos no son comunes, y algunos son tan poco frecuentes que los profesionales de atención oncológica no tienen métodos establecidos para tratarlos. Muchos profesionales de atención oncológica no tienen la formación necesaria para diagnosticar o tratar estos tumores. Obtenga más información sobre el diagnóstico en el *Capítulo 2: Pruebas para detectar el sarcoma de tejidos blandos*.

Los expertos de NCCN han elaborado guías para el tratamiento de los sarcomas de tejidos blandos, incluso las que se explican en este libro. Si analiza estos tratamientos, podrá comprender cómo funcionan, especialmente si su médico le recomienda uno. Lea más sobre los tratamientos en el *Capítulo 3: Tipos de tratamiento*.

Si su tipo de sarcoma no se menciona en este libro, busque un centro de tratamiento u hospital con expertos que tengan experiencia en su tipo de sarcoma de tejidos blandos.

Si no vive cerca de un centro de tratamiento, los expertos pueden proporcionarle un plan de tratamiento y coordinarlo con sus profesionales de atención médica locales. Esto le permitirá recibir la mejor atención posible y en el lugar más cercano a su hogar.

Ciertos tipos de tratamientos, como ensayos clínicos o tipos especiales de radioterapia, solo podrían estar disponibles en centros de tratamiento especializados u hospitales.

¿Qué puede hacer para recibir la mejor atención?

Luche por usted. Usted tiene un papel importante que desempeñar en su cuidado. En realidad, es más probable que obtenga la atención que desea si hace preguntas y toma decisiones compartidas con su equipo de atención médica.

Las NCCN Guidelines for Patients le ayudarán a comprender los cuidados oncológicos. Con una mejor comprensión, tendrá más preparación para hablar de sus cuidados con su equipo y compartir sus inquietudes. Muchas personas se sienten más satisfechas cuando desempeñan un papel activo en su atención.

Es posible que no sepa qué preguntar a su equipo de atención médica. Eso es frecuente. Cada capítulo de este libro termina con una sección importante titulada *Preguntas para hacer*. Estas sugerencias de preguntas le ayudarán a obtener más información sobre todos los aspectos de su atención.

Dé el siguiente paso y siga leyendo para saber cuál es el mejor cuidado para usted.

Los adolescentes y adultos jóvenes con cáncer tienen problemas médicos, mentales, emocionales y sociales únicos.

Esta guía se centra en el tratamiento del sarcoma de tejidos blandos en adultos. Los adolescentes y adultos jóvenes con sarcoma de tejidos blandos tienen problemas y necesidades específicos a su edad. Consulte *NCCN Guidelines for Patients: Cáncer en adolescentes y adultos jóvenes*, disponible en NCCN.org/patientguidelines y en la aplicación NCCN Patient Guides for Cancer.

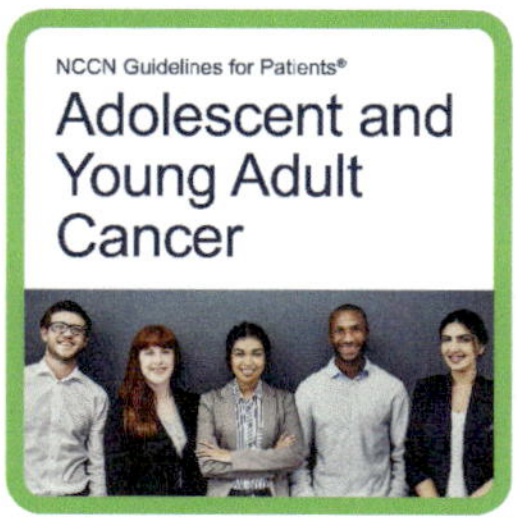

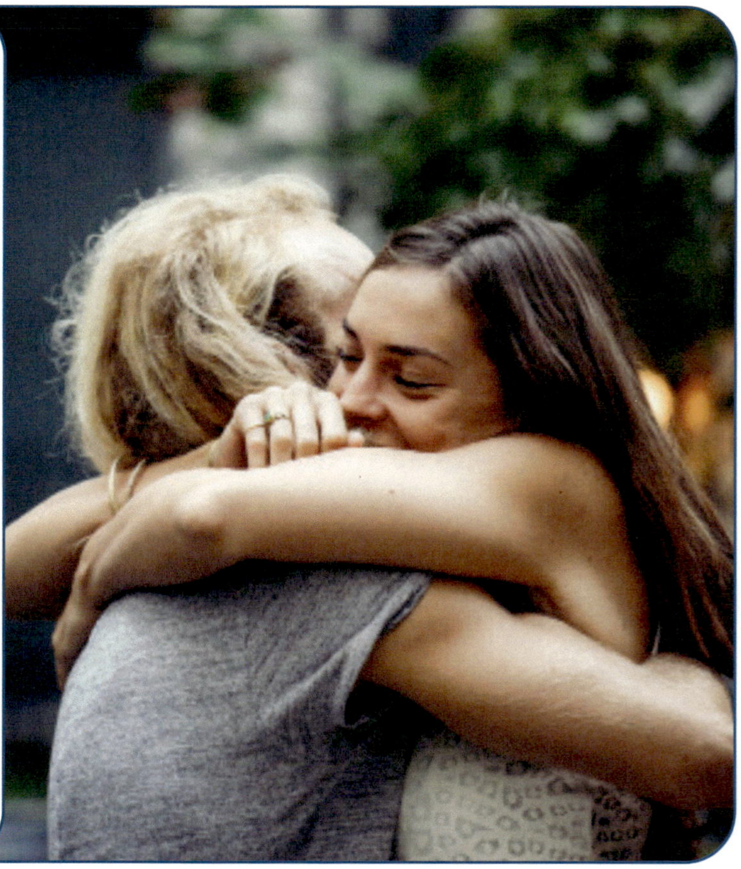

2

Pruebas para detectar el sarcoma de tejidos blandos

Las pruebas para detectar un posible sarcoma de tejidos blandos comienzan con las exploraciones por imágenes y una biopsia. Otras pruebas se basan en la ubicación del tumor y sus antecedentes médicos.

Estudios de diagnóstico por imágenes

En los estudios de diagnóstico por imágenes, se toman fotografías de zonas internas del cuerpo. Estas pruebas pueden mostrar el tumor primario (principal) y otras posibles zonas con cáncer. Los estudios de diagnóstico por imágenes que se utilizan con mayor frecuencia para el sarcoma de tejidos blandos son la tomografía computarizada (TC) y la resonancia magnética (RM).

TC y RM

En una TC, exploración por TAC, se toman varias radiografías de la misma parte del cuerpo desde distintos ángulos. Las imágenes se combinan con una computadora para obtener una serie de imágenes de corte transversal del interior del cuerpo.

La RM usa ondas de radio e imanes potentes para tomar fotografías de zonas internas del cuerpo. A diferencia de la TC, no utiliza radiación. Si tiene algún metal en el cuerpo, informe a su técnico de radiación antes de realizarse una RM, ya que podría no ser segura para usted.

La elección de una TC o una RM depende del tipo y la ubicación del tumor. Por ejemplo, la RM se prefiere para tumores en el cerebro, la columna vertebral, el hígado y las extremidades. Tanto la TC como la RM pueden proporcionar detalles sobre el tamaño del tumor y su proximidad a órganos, nervios y vasos sanguíneos cercanos.

El radiólogo es un experto en interpretar las exploraciones médicas. Revisará las imágenes y redactará un informe. También enviará el informe a su profesional de atención médica para que

TC

Una TC es un tipo de radiografía más detallada. Es indolora y no invasiva. En la TC, se toman muchas imágenes desde distintos ángulos. Una computadora combina las imágenes para crear imágenes en 3D.

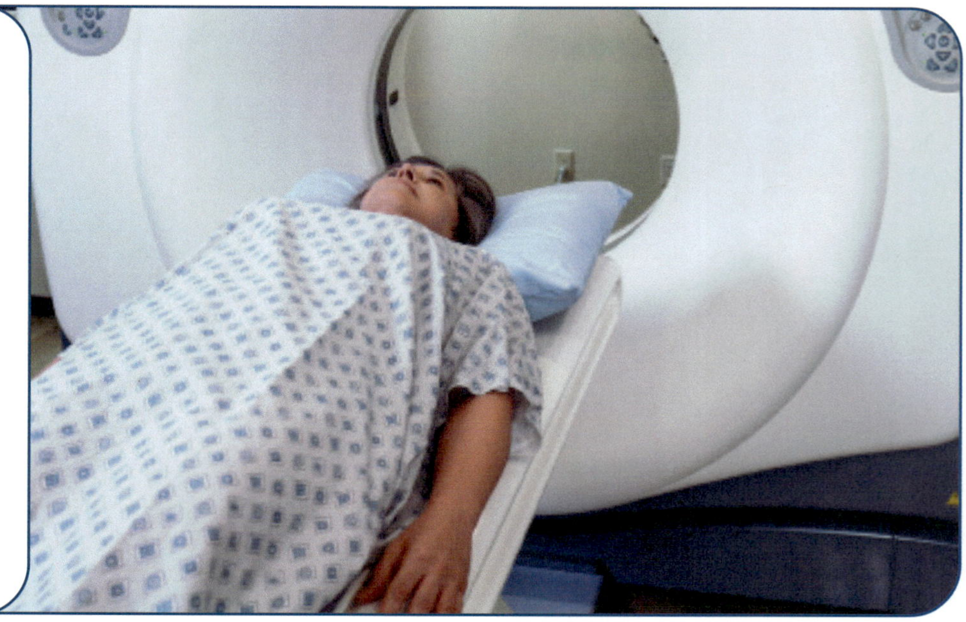

analice los resultados con usted. Según lo que observe, el radiólogo podría sugerirle que se realice otro tipo de estudio de diagnóstico por imágenes.

Medio de contraste

Antes o durante una TC o RM, es posible que le administren un medio de contraste. El medio de contraste es una sustancia que modifica la apariencia de los tejidos en las imágenes.

Avise a su equipo de atención médica si ha tenido anteriormente una reacción alérgica al medio de contraste. Es posible que no se utilice el medio de contraste si tiene una alergia grave o si sus riñones no están funcionando bien.

TEP

En la tomografía por emisión de positrones (TEP), se utiliza una sustancia radiactiva llamada radiomarcador o isótopo. Esta sustancia se acumula en lugares del cuerpo que consumen mucha energía.

La mayoría de las células cancerosas, incluidas las células del sarcoma, consumen mucha más energía que las células normales y se muestran como puntos brillantes en las TEP. Sin embargo, no todos los puntos brillantes son cáncer. No todos los cánceres aparecen en las exploraciones por TEP.

La TEP suele combinarse con TC para obtener información adicional útil.

Un enfoque de equipo para la atención

El tratamiento del sarcoma de tejidos blandos requiere un enfoque de equipo. La planificación del tratamiento debe involucrar a un equipo de médicos de diferentes campos de la medicina con experiencia en sarcoma de tejidos blandos. Algunos integrantes de su equipo de atención médica estarán a su lado durante todo el tratamiento, en tanto otros estarán presentes durante ciertos momentos. Conozca a su equipo de atención médica y ayúdelos para que lo conozcan a usted.

- Un **anatomopatólogo** diagnostica el cáncer mediante el estudio de células y tejidos bajo un microscopio.
- Un **radiólogo especializado en diagnóstico** lee los resultados de las radiografías y otros estudios de diagnóstico por imágenes, como la RM o TC.
- Un **oncólogo cirujano ortopédico** realiza operaciones para extirpar sarcomas de tejidos blandos y óseos que afectan la pelvis, la columna vertebral y las extremidades. Realiza cirugías de recuperación de extremidades y reconstruye los huesos después de extirpar un tumor óseo.
- Un **cirujano oncólogo** realiza operaciones para extirpar el cáncer del torso, el abdomen y, a veces, las extremidades.
- Un **oncólogo médico** trata el cáncer en adultos mediante el tratamiento sistémico farmacológico, que se administra por todo el cuerpo. Esta persona suele liderar el equipo de tratamiento general.
- Un **radiooncólogo** prescribe y planifica la radioterapia para tratar el cáncer.

Biopsia

Después de los estudios de diagnóstico por imágenes, el profesional de atención médica generalmente solicitará o realizará una biopsia. Esto implica extraer una muestra del tumor y analizarla para detectar cáncer.

El tipo de biopsia preferido para el sarcoma de tejidos blandos es la biopsia por punción con aguja gruesa. En esta biopsia, se extrae tejido con una aguja ancha y hueca.

Otro tipo de biopsia, llamado biopsia incisional o biopsia abierta, extrae una pequeña cantidad de tejido a través de una incisión en la piel o el cuerpo. En ocasiones, los profesionales de atención médica pueden realizar una biopsia con una aguja más fina, llamada aspiración con aguja fina.

La mayoría de los sarcomas de tejidos blandos se encuentran en zonas profundas del cuerpo. En estos casos, las biopsias se guían por imágenes, como una ecografía o una TC. Las biopsias con aguja guiadas por imágenes suelen ser necesarias para tumores en tórax, abdomen, pelvis y órganos abdominales.

Si el profesional de atención médica considera que el tumor está cerca de la piel, puede realizar una biopsia sin guía por imágenes.

Análisis de la muestra tumoral

Un anatomopatólogo es un experto en el análisis de células y tejidos para diagnosticar enfermedades. Después de examinar los tejidos y las células con un microscopio, el anatomopatólogo redacta un resumen de los resultados. Esto se denomina informe anatomopatológico.

El anatomopatólogo suele realizar otras pruebas para determinar si las células del tumor tienen genes o proteínas específicos. Esto suele ser necesario para diagnosticar el tipo de tumor. También puede ayudar a definir qué tratamiento es mejor para su tipo de tumor.

Como no todos los anatomopatólogos están familiarizados con todos los tipos de sarcoma de tejidos blandos, debe asegurarse de que sus pruebas se evalúen en un centro con experiencia. Consulte sobre los resultados de su biopsia y qué significan para su tratamiento. También puede solicitar que sus muestras de tejido se analicen en otro centro médico para recibir una segunda opinión.

Pruebas genéticas y síndromes genéticos

Ciertos síndromes genéticos aumentan el riesgo de desarrollar sarcoma de tejidos blandos. Los cambios en diferentes genes (llamados mutaciones) causan cada uno de estos síndromes genéticos.

Usted hereda los genes de sus padres. En los síndromes hereditarios o genéticos, sus hermanos, los hermanos de sus padres y sus abuelos suelen tener la misma mutación.

Las pruebas para evaluar las mutaciones genéticas que causan estos síndromes pueden ayudar a tratar el sarcoma de tejidos blandos y a monitorearlos a usted y a sus familiares para detectar cáncer.

Comparta toda la información sobre su salud y sus antecedentes familiares a su equipo de atención médica. Si su profesional de atención médica cree que usted puede tener un síndrome genético y que es la causa del cáncer, podría servirle hacerse una prueba genética.

Un anatomopatólogo con experiencia en técnicas de pruebas genéticas debe realizar las pruebas. Un asesor genético podría hablar con usted sobre los resultados. El asesor genético es un experto especialmente capacitado en enfermedades genéticas.

Los siguientes síndromes son genéticos y pueden ser factores de riesgo para el sarcoma de tejidos blandos:

Síndrome de Carney-Stratakis

Este trastorno hereditario poco frecuente causa tumores del estroma gastrointestinal (TEGI) y paragangliomas. Los paragangliomas son tumores que se forman en los tejidos nerviosos embrionarios de la cabeza, el cuello y el torso. Generalmente son benignos (no cancerosos).

PAF

Las personas con poliposis adenomatosa familiar (PAF) tienen una mutación genética en un gen supresor de tumores llamado poliposis adenomatosa del colon. Este síndrome provoca la formación de numerosos pólipos en el colon y el recto. Estos pólipos comienzan como crecimientos benignos, pero con el tiempo pueden convertirse en cáncer.

Síndrome de Gardner

La PAF tiene un síndrome relacionado, llamado síndrome de Gardner. Además de los pólipos intestinales, las personas con síndrome de Gardner presentan crecimientos óseos anormales, tumores de la piel y tumores de tejidos blandos.

Su equipo de atención médica recopilará información para determinar si es probable que usted padezca síndrome de Gardner o PAF. Ambos se asocian con tumores desmoides, que no son cancerosos (no se extienden a otras partes del cuerpo), pero crecen de manera agresiva. Si le diagnostican un tumor desmoide, se deben investigar atentamente sus antecedentes familiares.

Retinoblastoma hereditario

El retinoblastoma es cáncer en la retina (el tejido nervioso sensible a la luz en la parte posterior del ojo). Es más común en niños menores de 5 años.

Puede ser hereditario o no. La forma hereditaria aumenta el riesgo de leiomiosarcoma y sarcoma óseo.

Síndrome de Li-Fraumeni

Las familias con síndrome de Li-Fraumeni tienen una mutación en el gen *TP53*. Este gen ayuda a controlar la reparación o la supervivencia de las células dañadas.

Las familias con síndrome de Li-Fraumeni tienen antecedentes de sarcoma, cáncer de mama, tumores en las glándulas suprarrenales (donde se produce la adrenalina) y algunos tumores cerebrales. Las personas con antecedentes personales o familiares que sugieran la presencia del síndrome de Li-Fraumeni deberían considerar realizarse pruebas genéticas adicionales.

Síndrome de Lynch

El síndrome de Lynch también se denomina cáncer colorrectal hereditario no polipósico o CCHNP. Las personas que nacen con el síndrome de Lynch tienen un alto riesgo de desarrollar cáncer colorrectal y otros tipos de cáncer, en particular, cáncer de endometrio y de ovario.

Aunque no es común (menos del 1 % de las personas tienen síndrome de Lynch), también puede aumentar el riesgo de sarcoma de tejidos blandos.

Neurofibromatosis

Esta afección genética poco frecuente provoca el crecimiento de tumores en los nervios. Estos tumores suelen ser tumores malignos de la vaina de los nervios periféricos, también conocidos como TMVNP. Casi 5 de cada 100 personas (5 %) con neurofibromatosis también desarrollarán sarcoma de tejidos blandos.

¿Cuál es el siguiente paso?

Una vez identificado el tipo de sarcoma de tejidos blandos, usted recibirá el tratamiento. Los siguientes capítulos se centran en los tipos de tratamientos disponibles y cuáles se aplican a cada zona del cuerpo.

Puntos clave

- Las pruebas para detectar un posible sarcoma de tejidos blandos comienzan con estudios de detección por imágenes y una biopsia.
- Por lo general, se prefiere una biopsia por punción con aguja gruesa para diagnosticar el sarcoma de tejidos blandos.
- La RM y la TC proporcionan detalles sobre el tamaño y la ubicación del tumor. Por lo general, se realizan estudios de diagnóstico por imágenes antes de la biopsia.
- Otras pruebas se basan en la ubicación del tumor y sus antecedentes médicos.
- Es posible que el profesional de atención médica lo derive para realizarse análisis genéticos y obtener más información sobre el cáncer que tiene.

Preguntas para hacer

- ¿Pagará mi seguro todas las pruebas que me recomiende?
- ¿Tengo que hacer alguna preparación para los estudios?
- ¿Debe acompañarme alguien a las citas?
- ¿Adónde tengo que ir para hacerme las pruebas y cuánto tardaré?
- ¿Es esta una opción de tratamiento estándar de atención o un ensayo clínico?

3
Tipos de tratamiento

Sus opciones de tratamiento dependerán de la ubicación y el tipo de sarcoma de tejidos blandos. En este capítulo, se describen la cirugía, la radioterapia y otros tratamientos usados generalmente.

El tratamiento puede ser local, puede actuar en todo el cuerpo ("sistémico") o una combinación de ambos. El tratamiento local trata el tumor directamente. La cirugía y la radioterapia son tratamientos locales. La quimioterapia, el tratamiento dirigido y la inmunoterapia son tratamientos sistémicos farmacológicos.

Objetivos de la atención

Antes de decidir el tratamiento, usted y sus profesionales de atención médica deben definir los objetivos de la atención.

Para muchas personas, la prioridad suele ser evitar la reaparición del tumor. Pero hay otros objetivos de la atención que se deben considerar, como mantener la calidad de vida o vivir sin los efectos secundarios del tratamiento.

Cirugía

La cirugía es el tratamiento principal para el sarcoma que no se ha extendido. El método y la extensión de la cirugía del sarcoma dependen de la ubicación y el tamaño del tumor, y si afecta partes cercanas del cuerpo.

Los estudios de diagnóstico por imágenes se utilizan para determinar si el cáncer se puede extirpar quirúrgicamente o no de forma segura. Los tumores irresecables suelen afectar otras estructuras corporales esenciales. En algunos casos, el tumor es tan extenso que la cirugía no puede extirparlo por completo.

El cirujano analizará los estudios por imágenes previos a la cirugía para planificar la operación y le explicará qué esperar de la recuperación posteriormente. El cirujano intentará extirpar todo el sarcoma, pero a veces quedan células tumorales que no se detectaron durante la operación.

El objetivo de la cirugía es eliminar todo el cáncer. A tal efecto, se extirpa el tumor junto con un borde de tejido de aspecto normal que se encuentre alrededor del borde. Este borde de tejido de aspecto normal se llama margen quirúrgico.

Un margen limpio o negativo es el mejor resultado. Significa que había una capa de tejido normal alrededor de todo el tumor extirpado. También significa que hay una menor probabilidad de que queden células cancerosas.

Si se extirpa todo el tumor visible, pero el anatomopatólogo encuentra células cancerosas en el margen, se denomina margen microscópicamente positivo.

Sin embargo, a veces no es posible extirpar el sarcoma de forma segura con un margen sin cáncer.

Quizás también deba someterse a más de una cirugía. También es posible que le coloquen un drenaje temporario en la herida para evitar que se acumule líquido en el cuerpo después de la operación. Un drenaje es un tubo conectado a la herida quirúrgica que permite que el líquido drene hacia un reservorio externo al cuerpo.

Cirugía con preservación de las extremidades

Cuando la cirugía afecta una extremidad (un brazo o una pierna), el objetivo es lograr una extremidad funcional tras la extirpación del tumor. Esto se denomina cirugía con preservación de las extremidades. La mayoría de las cirugías para extirpar sarcomas en una extremidad utilizan la cirugía con preservación de las extremidades.

Es posible que la rehabilitación antes o después de la cirugía sea parte de un plan de tratamiento para preservar la extremidad. La terapia ocupacional ayuda con las habilidades de la vida diaria. La fisioterapia ayuda a mover el cuerpo y hacerlo funcionar.

Después de la cirugía para extirpar un sarcoma, algunas personas pueden presentar linfedema o inflamación en la extremidad. Esto puede empeorar si la radiación también forma parte del tratamiento. Los terapeutas especializados en linfedema pueden proporcionar técnicas y prendas de compresión para ayudar a reducir esta inflamación.

Amputación

La amputación es la extirpación de una extremidad u otra parte del cuerpo. Se debe consultar a un cirujano experto en sarcoma de tejidos blandos para determinar si es necesaria la amputación o si, de ser posible, se puede conservar la extremidad.

La rehabilitación, como la fisioterapia y la terapia ocupacional, formará parte de este tratamiento. Busque un grupo de apoyo para conocer a otras personas que hayan sufrido la pérdida de una extremidad. Esto le ayudará a recuperarse y a mantener un estilo de vida activo.

Margen quirúrgico

Se extirpará el tumor, junto con algo de tejido de aspecto normal que lo rodea. El tejido de aspecto normal se llama margen quirúrgico. El margen quirúrgico se examinará para detectar cáncer. El tratamiento posquirúrgico se basa en si hay cáncer en los márgenes.

Margen negativo
Sin cáncer en el margen

Margen positivo
Se encontró cáncer en el margen con pruebas de laboratorio

Margen positivo
El cáncer puede verse fácilmente en el margen

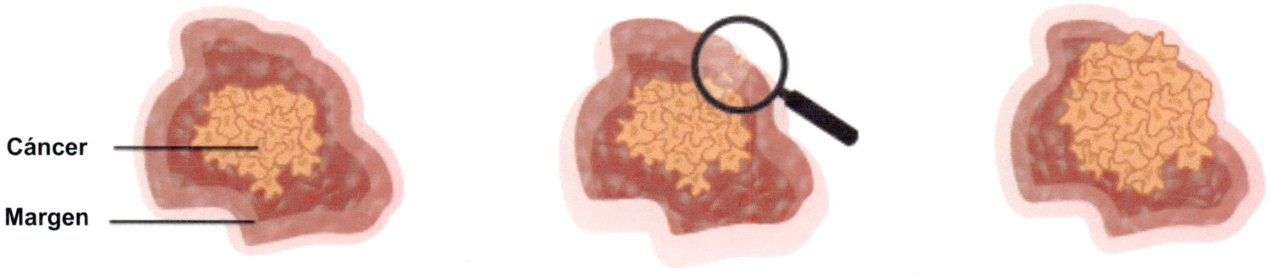

Metastasectomía

Una metastasectomía es una cirugía para extirpar uno o más tumores distantes (metástasis) que se han extendido desde la zona del tumor original. Esta no es la misma cirugía que una mastectomía, que consiste en la extirpación de una mama. Un órgano común para la metastasectomía en el sarcoma de tejidos blandos es el pulmón.

La posibilidad de someterse a una metastasectomía depende de la ubicación del tumor, la cantidad de tejido que se deba extirpar y su estado general de salud. La metastasectomía es más probable cuando el tumor primario se puede extirpar por completo y solo hay unos pocos tumores distantes pequeños que pueden extirparse quirúrgicamente con seguridad.

Se puede realizar una metastasectomía al mismo tiempo que la cirugía para extirpar el tumor primario. O bien, puede realizarse durante una operación diferente. El tiempo necesario para la cirugía y la recuperación depende de muchos factores. Algunos factores incluyen el tamaño, la ubicación de la metástasis y el tipo de cirugía necesaria.

Cirugía paliativa

La cirugía también puede realizarse para aliviar los síntomas causados por el cáncer o para prolongar la vida. Este procedimiento se llama cirugía paliativa.

Por ejemplo, podría someterse a una metastasectomía para aliviar el dolor causado por un tumor que presiona un nervio.

La cirugía de citorreducción (extirpación parcial, pero no total, del tumor) a veces se realiza como cirugía paliativa.

Radioterapia

La radioterapia utiliza rayos X de alta energía, rayos gamma, protones u otras fuentes para destruir las células cancerosas. Se administra sola o con quimioterapia durante un período fijo.

La radiación puede utilizarse para esterilizar el tumor antes de la cirugía. Esto puede dificultar la extirpación del tumor, pero reduce las probabilidades de que reaparezca. La radiación también puede interferir con la cicatrización después de la cirugía.

La radiación a veces se administra para eliminar cualquier célula cancerosa que queda después de la cirugía. Puede recomendarse si no se extirpó todo el cáncer durante la cirugía o si existe un alto riesgo de que reaparezca.

Cuando se administra después de la cirugía, la radiación puede producir una mayor cicatriz o rigidez, lo que se denomina fibrosis. La fibrosis puede reducir el movimiento de la extremidad afectada.

También puede administrarse durante la cirugía, lo que se denomina radioterapia intraoperatoria. O bien, puede utilizarse para aliviar el dolor o las molestias causadas por el tumor. Esto se denomina radioterapia paliativa.

A continuación, se explican los dos tipos principales de radioterapia. El método utilizado depende del tamaño y el tipo de sarcoma, así como del objetivo del tratamiento.

Radioterapia externa

La radioterapia de haz externo (RTHE) utiliza una máquina fuera del cuerpo para dirigir la radiación de forma precisa hacia el tumor dentro del cuerpo. Estos son los tipos de RTHE utilizados para tratar el sarcoma de tejidos blandos:

- La **radioterapia de intensidad modulada** es una técnica de radiación avanzada que utiliza muchos haces pequeños de diferente intensidad.
- La **radioterapia guiada por imágenes** ayuda a guiar el haz de radiación durante el tratamiento. Los tumores pueden desplazarse ligeramente dentro del cuerpo, así como cambiar de forma y tamaño entre las sesiones de tratamiento y durante ellas. Esta técnica puede mejorar la precisión con la que la radioterapia de intensidad modulada se dirige al tumor.
- La **radioterapia corporal estereotáctica** utiliza haces de radiación de alta energía para tratar tumores metastásicos en cinco o menos sesiones.
- La **radioterapia de protones** utiliza corrientes de partículas llamadas protones para eliminar las células tumorales y puede reducir la cantidad de daño por radiación al tejido sano cercano.
- La **radioterapia intraoperatoria** utiliza radiación dirigida directamente al tumor durante la cirugía.

Radioterapia interna

En la radioterapia interna, se coloca la fuente de radiación dentro o al lado del tumor. También se conoce como braquiterapia. La radioterapia interna puede administrarse sola o con RTHE. Cuando se utiliza con RTHE, se denomina refuerzo de braquiterapia.

Radioterapia

La radioterapia utiliza radiación de alta energía de rayos X, rayos gamma, protones y otras fuentes para destruir las células cancerosas y reducir los tumores. También se utiliza para tratar el dolor.

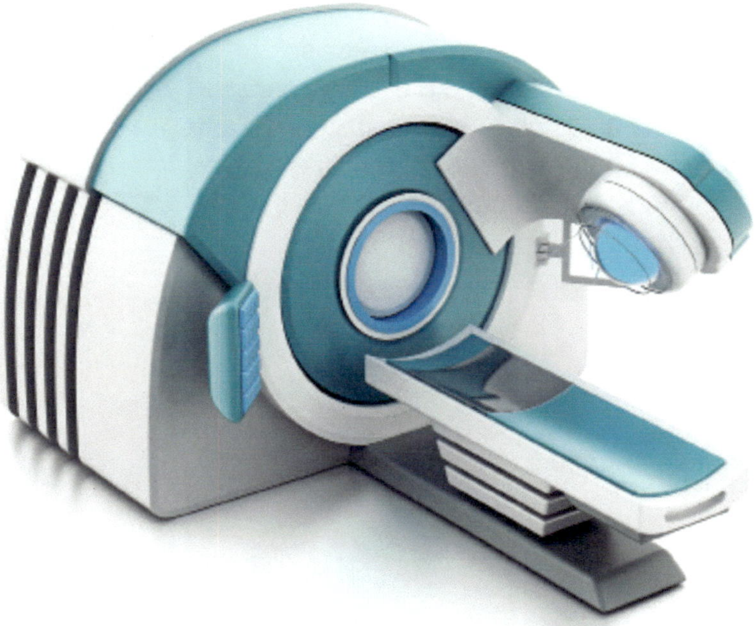

Radioterapia interna de baja tasa de dosis
La radioterapia interna de baja tasa de dosis utiliza agujas delgadas y huecas para colocar "semillas" radiactivas en el tumor. Las semillas son del tamaño de un grano de arroz. Se guía hacia el tumor mediante técnicas de imágenes.

Las semillas permanecen en el tumor y administran una dosis baja de radiación durante algunos meses. La radiación recorre una distancia muy corta. Esto permite administrar una gran cantidad de radiación dentro de un área pequeña (el tumor) sin afectar el tejido sano cercano.

Con el tiempo, las semillas dejan de irradiar, pero permanecerán en su cuerpo de manera permanente.

Radioterapia interna de alta tasa de dosis
En la radioterapia interna de alta tasa de dosis, se insertan agujas delgadas en el tumor. Luego, estas agujas se unen a unos tubos llamados catéteres. La radiación se administra a través de estos catéteres.

Después del tratamiento, se retiran las agujas y los catéteres.

Otros tratamientos locales

Algunos de los siguientes tratamientos se administran junto con la cirugía o la radioterapia. Por ejemplo, la ablación puede realizarse durante la cirugía. Esto garantiza que se pueda extirpar una mayor parte del tumor, si es posible.

Infusión aislada de extremidades

La infusión aislada de extremidades se utiliza para tratar el sarcoma de la extremidad. Consiste en administrar fármacos contra el cáncer directamente en un brazo o una pierna.

Durante la cirugía, se detiene el flujo sanguíneo durante un momento breve mientras se inyectan los fármacos en el torrente sanguíneo de la extremidad. Esto limita el efecto de la quimioterapia en el resto del cuerpo.

Esta opción solo debe realizarse en centros u hospitales con experiencia en tratamiento regional de extremidades.

Ablación térmica

La ablación térmica utiliza frío o calor extremos para destruir las células cancerosas. Puede destruir pequeños tumores con poco daño a los tejidos cercanos.

Es posible que ya se haya sometido a un procedimiento similar, como la congelación de un lunar o una verruga, realizada por un dermatólogo o en casa con una solución congelante de venta libre. El principio es el mismo.

Hay dos tipos de ablación térmica que se utilizan para destruir las células cancerosas:

- La crioterapia elimina las células cancerosas congelándolas con una sustancia muy fría.
- La ablación por radiofrecuencia elimina las células cancerosas calentándolas con ondas de radio de alta energía.

Ambos tipos utilizan una aguja especial, llamada sonda, que se introduce en el tumor. En la crioterapia, se inserta un gas a través de la sonda para congelar el tumor y destruirlo. En la ablación por radiofrecuencia, la sonda emite ondas de radio para calentar el tumor y destruirlo.

La sonda se coloca en su lugar mediante una TC, una ecografía u otros estudios de diagnóstico por imágenes. La sonda se retira cuando finaliza el tratamiento.

Embolización

Todos los tumores sólidos necesitan sangre para vivir y crecer. La embolización trata los tumores mediante la interrupción de su suministro de sangre. Puede realizarse antes de la cirugía para extirpar un tumor.

Se inserta un catéter en una arteria y se lo guía hasta el tumor. Una vez en su lugar, se insertan microesferas para bloquear el flujo de sangre. En la quimioembolización, las microesferas están recubiertas de un fármaco quimioterapéutico. En la radioembolización, las microesferas son radioactivas.

Tratamiento sistémico farmacológico

El tratamiento del cáncer que afecta a todo el cuerpo se conoce como tratamiento sistémico. La quimioterapia y la quimiorradiación, el tratamiento dirigido y la inmunoterapia son tipos de tratamiento sistémico farmacológico.

Muchos tratamientos sistémicos son fármacos que se inyectan en una vena o debajo de la piel con una aguja. Otros se toman por vía oral mediante una píldora.

Quimioterapia

La quimioterapia destruye las células de rápido crecimiento en todo el cuerpo, tanto las cancerosas como las normales. Hay muchos fármacos de quimioterapia disponibles para tratar el sarcoma de tejidos blandos. Se puede usar más de un fármaco.

Casi todas las quimioterapias se administran en ciclos. Un ciclo suele incluir varios días de tratamiento seguidos de días o semanas de descanso. Esto permite que el cuerpo se recupere entre tratamientos. La duración de los ciclos varía según los fármacos que se utilicen. La cantidad de días de tratamiento por ciclo y la cantidad de ciclos que se administran también varían.

Quimiorradiación

El tratamiento que combina quimioterapia con radioterapia se denomina quimiorradiación. La quimioterapia puede mejorar los efectos de la radiación, por eso a veces se administran juntas. Es una combinación de tratamiento sistémico y local.

Tratamiento dirigido

El tratamiento dirigido es un tratamiento farmacológico que se centra en características específicas o únicas de las células cancerosas. Por ejemplo, si en su prueba genética se observa que el tumor tiene una fusión del gen *NTRK*, podría recibir tratamiento con entrectinib (Rozlytrek).

El tratamiento dirigido no se utiliza para todos los sarcomas. Puede administrarse solo o en combinación con la quimioterapia.

Inmunoterapia

El sistema inmunitario es la defensa natural del cuerpo contra las infecciones y las enfermedades. Es una red compleja de células, tejidos y órganos. La inmunoterapia aumenta la actividad del sistema inmunitario. Al hacerlo, mejora la capacidad de su cuerpo de detectar y destruir células cancerosas.

El pembrolizumab (Keytruda), el ipilimumab (Yervoy) y el nivolumab (Opdivo) son tipos de inmunoterapia.

Ensayos clínicos

También podría recibir tratamiento mediante un ensayo clínico.

Un ensayo clínico es un tipo de estudio de investigación médica. Después de desarrollar y analizar en un laboratorio nuevas formas posibles de combatir el cáncer, es necesario estudiarlas en las personas.

Si en un ensayo clínico se determina que un fármaco, un dispositivo o un método de tratamiento es seguro y eficaz, es posible que lo apruebe la Administración de Alimentos y Medicamentos de los Estados Unidos (FDA).

Todas las personas con cáncer deben considerar atentamente todas las opciones de tratamiento que existen para tratar su tipo de cáncer, incluidos los tratamientos habituales y los ensayos clínicos. Converse con su profesional de atención médica para evaluar si tiene sentido participar en un ensayo clínico.

Fases

La mayoría de los ensayos clínicos sobre el cáncer se centran en el tratamiento y se realizan por fases.

- En los ensayos de **fase 1**, se estudian la seguridad y los efectos secundarios de un medicamento en investigación o un método de tratamiento.
- En los ensayos de **fase 2**, se evalúa el grado en que un fármaco o método actúa contra un tipo de cáncer específico.
- En los ensayos de **fase 3**, se evalúa el fármaco o el método en comparación con el tratamiento habitual. Si los resultados son buenos, puede ser aprobado por la FDA.
- En los ensayos de **fase 4**, se estudian la seguridad y el beneficio de un tratamiento aprobado por la FDA.

Buscar un ensayo clínico

En los Estados Unidos

Centros oncológicos de NCCN
NCCN.org/cancercenters

The National Cancer Institute (NCI)
cancer.gov/about-cancer/treatment/clinical-trials/search

En el mundo

The U.S. National Library of Medicine (NLM)
clinicaltrials.gov

¿Necesita ayuda para buscar un ensayo clínico?

Servicio de Información de Cáncer (Cancer Information Service, CIS) del NCI
+1 800.4.CANCER (+1 800.422.6237)
cancer.gov/contact

¿Quién puede inscribirse?

Depende de las normas del ensayo clínico, denominadas criterios de elegibilidad. Las normas pueden referirse a la edad, el tipo y el estadio del cáncer, los antecedentes de tratamiento o el estado de salud general. Estos garantizan que los participantes se asemejen en formas específicas y que el ensayo sea lo más seguro posible para los participantes.

Consentimiento informado

Un equipo de investigación administra los ensayos clínicos. Este grupo de expertos revisará el estudio con usted en detalle, incluidos el propósito, y los riesgos y beneficios de participar. Toda esta información también se proporciona en un formulario de consentimiento informado. Lea el formulario detenidamente y haga preguntas antes de firmarlo. Tómese el tiempo que necesite para conversar con personas de su confianza. Tenga en cuenta que puede dejar el ensayo clínico y recibir un tratamiento fuera del ensayo clínico en cualquier momento.

¿Recibiré un placebo?

Los placebos (versiones inactivas de medicamentos reales) casi nunca se usan solos en los ensayos clínicos sobre el cáncer. Es frecuente recibir un placebo con el tratamiento estándar o un medicamento nuevo con el tratamiento estándar. Antes de inscribirse, se le informará, verbalmente y por escrito, si el ensayo clínico tiene previsto el uso de un placebo.

¿Los ensayos clínicos son gratuitos?

No tiene que pagar nada para inscribirse en un ensayo clínico. El patrocinador del estudio paga los costos relacionados con la investigación, incluido el fármaco del estudio. Pero es posible que tenga que pagar otros servicios, como transporte o servicios de cuidado infantil, debido a las consultas adicionales. Durante el ensayo, continuará recibiendo la atención habitual contra el cáncer. Este tipo de atención a menudo está cubierta por el seguro.

¿Cuál es el siguiente paso?

En los siguientes capítulos, se describen los tratamientos específicos para el sarcoma según la ubicación en el cuerpo o el tipo de tumor. Siga leyendo para obtener más información sobre los tratamientos adecuados para usted.

Puntos clave

- Cuando es posible, la cirugía suele ser el tratamiento preferido para el sarcoma de tejidos blandos si no se ha extendido.
- En el mejor de los casos, la cirugía extirpa el tumor junto con parte del tejido de aspecto normal que lo rodea (el margen quirúrgico).
- La radioterapia es un tratamiento local que se suele administrar antes o después de la cirugía para reducir el riesgo de que el tumor vuelva a crecer después de la cirugía.
- La radioterapia también puede administrarse sola como tratamiento principal (primario) o para aliviar el dolor y las molestias causadas por los tumores.
- Otros tratamientos locales incluyen la infusión aislada de extremidades, la ablación térmica y la embolización.
- La quimioterapia, el tratamiento dirigido y la inmunoterapia son tipos de tratamiento sistémico farmacológico.
- Un ensayo clínico estudia un tratamiento en investigación para determinar si es seguro y efectivo.

Preguntas para hacer

- ¿Existen opciones de ensayos clínicos para mí?
- ¿Qué pasa si no hago nada?
- ¿Sugiere opciones diferentes a las que recomienda NCCN? Si es así, ¿por qué?
- ¿De qué manera repercuten en las opciones mi edad, sexo, estado de salud general y otros factores?
- ¿Qué sucede si estoy embarazada o planeo quedar embarazada?

4

Sarcomas en extremidades, torso externo, cabeza o cuello

En este capítulo, se describe el tratamiento de los sarcomas de tejidos blandos en brazos, piernas, torso externo, cabeza y cuello. El tratamiento se basa en el tipo y la ubicación del tumor, así como en el estadio del cáncer.

Muchos tipos de sarcoma de tejidos blandos pueden formarse en la cabeza, el cuello, las extremidades o el torso externo. Las extremidades incluyen brazos y piernas. El torso externo incluye el pecho, la espalda, los glúteos y el abdomen.

Estas son las áreas de la cabeza y el cuello que podrían verse afectadas:

- Cuello y garganta
- Rostro y cuero cabelludo
- Senos paranasales y nariz
- Boca y labios

Los sarcomas de tejidos blandos de cabeza y cuello pueden ser difíciles de tratar debido a su ubicación. Es más probable que el tumor se encuentre cerca de huesos, músculos y nervios, lo que dificulta el tratamiento.

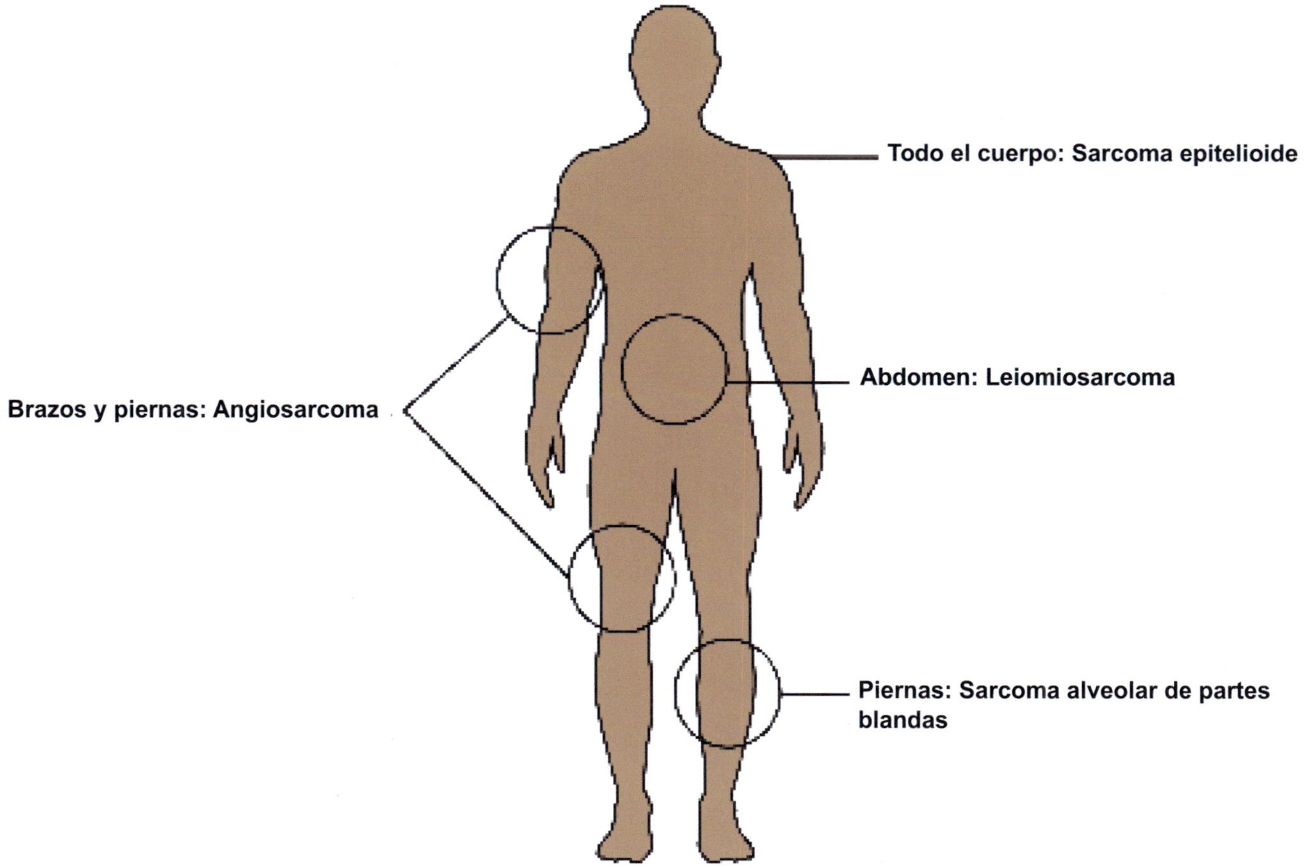

Los siguientes son algunos tipos de sarcoma de tejidos blandos que se encuentran en las extremidades, el torso externo o la cabeza y el cuello:

- El **sarcoma alveolar de partes blandas** comienza en el tejido blando que rodea los órganos y otros tejidos. Generalmente, se presenta en la pierna, pero puede encontrarse en los brazos o el torso.
- El **angiosarcoma** comienza en las células que recubren los vasos sanguíneos o linfáticos. Suele presentarse en las extremidades, pero puede aparecer en cualquier parte.
- Los **tumores lipomatosos atípicos (TLA)/liposarcoma bien diferenciado (LSBD)** tienen células que se asemejan a las células adiposas bajo el microscopio. Tienden a crecer más lentamente que las células cancerosas poco diferenciadas o indiferenciadas. Cuando crecen en las extremidades, no se consideran cancerosos.
- El **dermatofibrosarcoma protuberante** (DFSP) se presenta en la capa de tejido justo debajo de la piel. Comienza como un nódulo o engrosamiento que crece lentamente.
- El **sarcoma epitelioide** comienza como un bulto firme de crecimiento lento en el tejido blando profundo o en la piel de los brazos, las manos o los dedos. También puede presentarse en las piernas, el torso, la cabeza y el cuello. Generalmente, es indoloro, pero tiende a extenderse y reaparecer después del tratamiento.
- El **leiomiosarcoma** es un cáncer de las células del músculo liso que puede desarrollarse casi en cualquier parte del cuerpo, con mayor frecuencia en el abdomen.
- El **liposarcoma mixoide/de células redondas** se origina en las células adiposas. Generalmente, se presenta en el muslo, pero también puede encontrarse en el torso externo y los glúteos.

Estadificación del sarcoma de tejidos blandos

Su equipo de atención oncológica asignará un estadio al cáncer, generalmente con un número del 1 al 4. Esto permite tener un punto de partida para su tratamiento. También puede ayudar a que usted o su ser querido, como paciente, comprenda la gravedad del diagnóstico de cáncer.

Sarcoma en estadio 1A/1B

En el sarcoma en estadio 1 que afecta el torso externo o las extremidades, el cáncer no se ha extendido a los ganglios linfáticos cercanos ni a zonas distantes.

El estadio 1 se divide en los estadios 1A y 1B. Ambos estadios son de bajo grado. Esto significa que no se espera que el tumor crezca rápidamente. La diferencia entre ambos radica en que los tumores en estadio 1A pueden monitorearse durante un tiempo antes de tomar cualquier decisión sobre el tratamiento.

La cirugía es el tratamiento recomendado para los sarcomas en estadio 1A/1B en estas zonas. Si es probable que la cirugía deje células tumorales, podría recomendarse tratar el tumor con radioterapia antes de la cirugía.

El objetivo de la cirugía es extirpar el sarcoma sin dejar cáncer en el margen quirúrgico. Sin embargo, para evitar cortar nervios y vasos sanguíneos, es posible que el cirujano no pueda extirpar un área lo suficientemente grande. En este caso, existe una mayor probabilidad de que queden células cancerosas.

Después de la cirugía, un anatomopatólogo examinará el margen quirúrgico en busca de células cancerosas. Si el sarcoma se extirpó por completo (lo que se denomina “margen negativo”), puede comenzar con la atención de seguimiento.

Si no se extirpó suficiente tejido alrededor del sarcoma (lo que se denomina “margen positivo”), podría someterse a una segunda cirugía o radioterapia.

Atención de seguimiento

Se recomienda realizarse un examen físico cada 3 a 6 meses durante los primeros 3 años después del tratamiento. Posteriormente, las visitas se realizan una vez al año.

Su profesional de atención médica considerará un estudio de diagnóstico por imágenes después del tratamiento como punto de partida. Es posible que le realicen estudios de diagnóstico por imágenes en la zona de la cirugía. Esto se basa en el riesgo de recidiva. Si el tumor se encuentra en una zona de fácil acceso y examen (como la piel), es posible que tales estudios no sean necesarios.

Si es probable que el cáncer se extienda a los pulmones, quizás le realicen exploraciones del tórax periódicamente.

Existe el riesgo de cierta discapacidad física con la cirugía para extirpar un sarcoma de tejidos blandos. Se lo debe evaluar para determinar si necesita servicios de rehabilitación. Dichos servicios incluyen terapia ocupacional y fisioterapia.

La terapia ocupacional puede ayudar con las habilidades de la vida diaria. La fisioterapia ayuda a mover el cuerpo y hacerlo funcionar.

Sarcomas en estadio 2, estadio 3 y algunos en estadio 4

La siguiente información aplica a los sarcomas en estadio 2 y 3 en las extremidades o el torso externo. También aplica a los sarcomas en estadio 4 que se han extendido a los ganglios linfáticos cercanos, pero no a otros órganos ni tejidos.

El tratamiento para estos estadios depende de si se puede realizar una cirugía. Si el tumor se puede extirpar de forma segura y se puede mantener un buen uso de la extremidad o la zona, este se denomina resecable o extirpable.

Sin embargo, la cirugía podría no ser el primer tratamiento. El tumor puede ser demasiado grande o su extirpación puede limitar el uso de una extremidad u otras partes del cuerpo. La cirugía también puede causar problemas de salud.

Hay otros tratamientos que suelen administrarse antes o después de la cirugía. El tratamiento previo a la cirugía puede incluir quimiorradiación, radioterapia o tratamiento sistémico farmacológico. El objetivo es reducir el tumor previamente, de modo que sea más fácil extirparlo durante la cirugía.

El tratamiento posterior a la cirugía consiste en eliminar cualquier célula tumoral restante que quede después de la cirugía. El objetivo es destruir cualquier célula tumoral restante para reducir las probabilidades de que reaparezca.

El tratamiento se clasifica en los siguientes grupos:

- Extirpable con buena función
- Extirpable con función deficiente
- No extirpable

Todas las opciones “extirpables” incluyen la cirugía para extirpar el tumor.

Extirpable con buena función

Sarcoma en estadio 2
La cirugía es el principal tratamiento para los sarcomas en estadio 2 extirpables. La radioterapia puede administrarse antes o después de la cirugía.

Cuando se administra primero, la radiación puede esterilizar la superficie del tumor y mejorar el resultado de la cirugía. Cuando se administra después de la cirugía, la radiación puede eliminar cualquier célula tumoral residual que haya quedado después de la cirugía. Cualquier tipo de radiación, administrada antes o después de la cirugía, puede reducir el riesgo de reaparición del cáncer.

Una desventaja es que, cuando la radioterapia se administra antes de la cirugía o antes de que haya sanado por completo, es probable que retrase el proceso de curación.

Sarcomas en estadio 3 y algunos en estadio 4
Si se planea el tratamiento sistémico farmacológico, la elección de los fármacos dependerá del tipo de tumor. Los tratamientos sistémicos preferidos para el sarcoma general de tejidos blandos se incluyen en la **Guía 1**.

Los tratamientos sistémicos farmacológicos preferidos para tipos de tumores específicos se incluyen en la **Guía 2**.

Posibles vías de tratamiento para los sarcomas en estadio 3 y en estadio 4 no metastásico

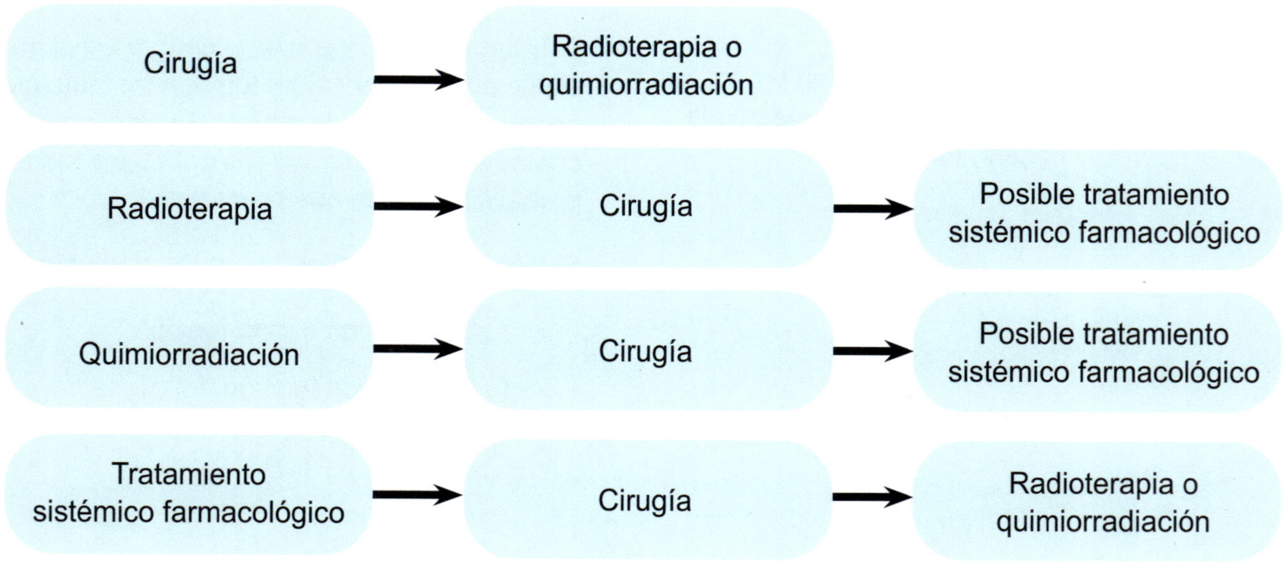

Guía 1
Tratamientos sistémicos farmacológicos preferidos para el sarcoma general de tejidos blandos

Antes o después de la cirugía	• Doxorrubicina, ifosfamida, mesna • Ifosfamida, epirrubicina, mesna
Tratamiento sistémico farmacológico de primera línea para la enfermedad avanzada o metastásica	• Doxorrubicina, dacarbazina • Doxorrubicina, ifosfamida, mesna **Regímenes basados en antraciclinas:** • Doxorrubicina • Epirrubicina • Ifosfamida, epirrubicina, mesna • Doxorrubicina liposomal **Para sarcomas con fusión positiva del gen *NTRK* únicamente:** • Larotrectinib • Entrectinib • Repotrectinib
Tratamiento de segunda línea para la enfermedad avanzada o metastásica	Se pueden considerar regímenes basados en antraciclinas, como se mencionó antes para el tratamiento de primera línea. Eribulina (especialmente para liposarcoma) Gemcitabina y docetaxel Pazopanib Trabectedina (especialmente para liposarcoma y leiomiosarcoma) Para sarcomas con fusión positiva del gen *NTRK* únicamente: Repotrectinib

Los tratamientos sistémicos farmacológicos mencionados en esta guía son los preferidos para el sarcoma general de tejidos blandos. Otros tratamientos farmacológicos recomendados podrían ser más adecuados para usted. Hable con su equipo de atención sobre sus opciones.

Guía 2
Tratamientos sistémicos farmacológicos preferidos para tipos específicos de sarcoma de tejidos blandos

Sarcoma alveolar de partes blandas (SAPB)	Atezolizumab Pazopanib Pembrolizumab con o sin axitinib Sunitinib
Angiosarcoma	Tratamientos basados en antraciclinas o gemcitabina recomendados para tipos generales de sarcoma de tejidos blandos Paclitaxel
DFSP con transformación fibrosarcomatosa	Imatinib
Osteosarcoma extraesquelético	Generalmente se trata con ifosfamida o tratamiento con derivados del platino (cisplatino/doxorrubicina)
Cordoma desdiferenciado	Tratamientos basados en antraciclinas o gemcitabina recomendados para tipos generales de sarcoma de tejidos blandos
Tumor miofibroblástico inflamatorio (TMI) con translocación de *ALK*	Alectinib Brigatinib Ceritinib Crizotinib Lorlatinib
PEComa maligno	Sirolimus unido a albúmina
Tumor fibroso solitario	Bevacizumab y temozolomida Pazopanib Sorafenib Sunitinib
Tumor tenosinovial de células gigantes/sinovitis villonodular pigmentada	Pexidartinib
Angiomiolipoma recurrente, linfangioleiomiomatosis	Sirolimus Temsirolimus Vimseltinib

Los tratamientos sistémicos farmacológicos mencionados en esta guía son los preferidos para tipos específicos de sarcoma de tejidos blandos. Otras opciones recomendadas podrían ser más adecuadas para usted. Hable con su equipo de atención sobre ellas.

No extirpable o extirpable con función deficiente

Es posible que la cirugía no sea la primera opción de tratamiento para los sarcomas en estadio 2, estadio 3 o estadio 4 no metastásico. Esto suele deberse a la ubicación o el tamaño del tumor. Generalmente, se utiliza primero uno de los siguientes tratamientos para reducir el tamaño del tumor. Si funciona bien, la cirugía puede ser una opción.

- Radioterapia
- Quimiorradiación
- Tratamiento sistémico farmacológico
- Infusión aislada de extremidades

Después del tratamiento, sus profesionales de atención médica evaluarán si puede someterse a una cirugía con buenos resultados.

Los buenos resultados pueden incluir un margen quirúrgico mayor de 1 cm (del tamaño de un guisante o más), márgenes sin cáncer y un buen uso de la extremidad u otra parte del cuerpo. Esto significa que un tumor que antes era no extirpable ahora es extirpable.

Si el cáncer pasa a ser extirpable, consulte la información de tratamiento en la sección *Extirpable con buena función* en la página 28.

Si el cáncer pasa a ser extirpable, pero la cirugía causaría una pérdida de función, se podría recomendar radioterapia o cirugía radical (como la amputación).

Si el cáncer **sigue siendo no extirpable** después del tratamiento, las opciones son las siguientes:

- Radioterapia (si la zona no fue tratada previamente).
- Tratamiento sistémico farmacológico.
- Observación (si no tiene síntomas).
- Tratamiento complementario.

Si el cáncer causa síntomas como dificultad para usar los brazos o las piernas, se podría recomendar cirugía paliativa u otros tratamientos complementarios para aliviar el dolor.

Atención de seguimiento

Su profesional de atención médica solicitará estudios de diagnóstico por imágenes al finalizar el tratamiento. Estas exploraciones servirán como punto de partida para compararlas con los resultados de los próximos estudios. Continuará realizándose estudios de diagnóstico por imágenes del sitio donde se encontraba el tumor primario. La frecuencia dependerá de la probabilidad de que el cáncer regrese.

También se recomiendan estudios de diagnóstico por imágenes del tórax para detectar la extensión del cáncer a los pulmones.

Se recomienda realizarse un examen físico cada 3 a 6 meses durante los primeros 3 años después del tratamiento. Durante los siguientes 2 años, se recomiendan visitas cada 6 meses. Posteriormente, las visitas se realizan una vez al año.

Después de 10 años, el riesgo de recidiva es muy bajo. Hable con su equipo de tratamiento sobre el tiempo en que debe asistir a visitas de seguimiento.

Después de la cirugía, también se lo debe evaluar para determinar si necesita servicios de rehabilitación. Dichos servicios incluyen terapia ocupacional y fisioterapia. La terapia ocupacional puede ayudar con las habilidades de la vida diaria. La fisioterapia ayuda a mover el cuerpo y hacerlo funcionar.

Sarcoma metastásico en estadio 4

El sarcoma de tejidos blandos en estadio 4 de las extremidades o el torso externo se ha extendido a zonas distantes, ganglios linfáticos o ambos. Sin embargo, es mucho menos probable que los sarcomas se extiendan a los ganglios linfáticos.

La siguiente información se aplica a los sarcomas que se encuentran en zonas distantes al momento del diagnóstico inicial. El tratamiento depende de la extensión del cáncer.

Si solo hay unos pocos tumores metastásicos pequeños que se pueden tratar con tratamientos locales, se recomienda el tratamiento según lo descrito en *Extirpable con buena función* en la página 28. Su equipo de tratamiento considerará las siguientes opciones para tratar tumores metastásicos:

- Tratamiento sistémico farmacológico (consulte las **Guías 1** y **2**).
- Cirugía, con o sin radioterapia.
- Radioterapia corporal estereotáctica.
- Métodos de ablación.
- Embolización (para tumores que no están en los pulmones).
- Observación.

Atención de seguimiento

Se recomienda realizarse exámenes físicos cada 2 o 6 meses durante los primeros 2 o 3 años tras el tratamiento. Durante los siguientes 2 a 3 años, se recomiendan exámenes físicos cada 6 meses. Posteriormente, las visitas se realizan una vez al año.

Después de 10 años, el riesgo de recidiva es muy bajo. Hable con su equipo de atención médica sobre la frecuencia con la que debe hacerse estudios.

Su profesional de atención médica también podría solicitar estudios de diagnóstico por imágenes al finalizar el tratamiento. Se recomienda realizar estudios de diagnóstico por imágenes del tórax y de cualquier zona donde el cáncer se haya extendido. Estas exploraciones servirán como referencia para compararlas con los resultados de los próximos estudios. Es posible que siga realizándose estudios de diagnóstico por imágenes del sitio donde se encontraba el tumor primario. La frecuencia dependerá de la probabilidad de que el cáncer regrese.

Cáncer generalizado

Si la metástasis se encuentra en muchos órganos, el objetivo de la atención es paliativo. Los cuidados paliativos, también llamados tratamientos complementarios, no intentan curar el cáncer. Se utilizan para aliviar el dolor y el malestar, reducir los síntomas causados por el cáncer y prolongar la vida. Otras opciones de tratamiento paliativo son las siguientes:

- Tratamiento sistémico farmacológico (consulte las **Guías 1** y **2**).
- Radiación.
- Cirugía.
- Observación (si no tiene síntomas).
- Tratamiento complementario.
- Procedimientos de ablación.
- Embolización (para tumores que no están en los pulmones).

El tratamiento sistémico farmacológico, la radioterapia y la cirugía pueden reducir los síntomas del cáncer al detener o desacelerar el crecimiento del tumor. Otras opciones incluyen la ablación y la embolización.

La atención de seguimiento, incluidos los estudios de diagnóstico por imágenes, para la enfermedad metastásica generalizada es personalizada. Hable con su profesional de atención médica sobre la frecuencia con la que podría necesitar estudios de diagnóstico por imágenes y qué otros tratamientos podría recibir.

Tratamiento complementario

El tratamiento complementario ayuda a mejorar su calidad de vida durante el tratamiento del cáncer y después de este. El objetivo es prevenir o controlar los efectos secundarios y los síntomas, como el dolor y la fatiga relacionados con el cáncer. También aborda los problemas mentales, sociales y espirituales a los que se enfrentan las personas con cáncer.

El tratamiento complementario está disponible para todas las personas con cáncer y sus familias, no solo para las que se encuentran al final de la vida. También se denomina cuidados paliativos.

El tratamiento complementario también puede ayudar en los siguientes aspectos:

- Toma de decisiones sobre el tratamiento.
- Coordinación de la atención médica.
- Pago de la atención médica.
- Planificación anticipada de la atención y relacionada con el final de la vida.

Si el cáncer regresa

La recidiva es la reaparición del cáncer después de un período sin la enfermedad. Las opciones de tratamiento dependen de la ubicación del nuevo crecimiento. Si el sarcoma regresa a la zona donde se originó, se denomina recidiva local. La recidiva local suele tratarse como si fuera un diagnóstico reciente.

Si el cáncer regresa y se propaga a zonas alejadas de donde se originó, se denomina recidiva a distancia. El cáncer es metastásico. El tratamiento para la enfermedad metastásica se basa en si el nuevo crecimiento canceroso:

- Se encuentra solo en un órgano.
- Está en la misma región específica o en los ganglios linfáticos.
- Se ha generalizado.

Si el cáncer ha **regresado a un solo órgano** y el tumor es pequeño, se suele recomendar la cirugía para extirpar el tumor metastásico (metastasectomía), especialmente para los tumores pulmonares. El tratamiento sistémico farmacológico y, posiblemente, la radioterapia pueden administrarse antes o después de la cirugía.

Las siguientes son otras opciones recomendadas para la recidiva en un órgano:

- Radiación con o sin tratamiento sistémico farmacológico.
- Procedimientos de ablación.
- Procedimientos de embolización (para tumores que no se encuentran en los pulmones).
- Observación.

Si el cáncer regresa a la misma región específica y **se encuentra en los ganglios linfáticos**, se recomienda una disección regional de los ganglios linfáticos. Se trata de una cirugía para extirpar estos ganglios linfáticos del cuerpo. La cirugía podría ir seguida de radioterapia. Si se planea la radioterapia, también puede administrarse el tratamiento sistémico farmacológico.

El cáncer puede reaparecer en zonas alejadas al lugar donde se originó. Si el cáncer se ha **generalizado**, el objetivo principal del tratamiento no es curarlo, sino controlar su crecimiento, prolongar su vida y brindarle mayor bienestar. Este tratamiento podría incluir lo siguiente:

- Tratamiento sistémico farmacológico (consulte las **Guías 1** y **2**).
- Destrucción de tumores metastásicos con radioterapia.
- Cirugía.
- Observación (si no tiene síntomas).
- Tratamiento complementario.
- Procedimientos de ablación.
- Procedimientos de embolización (para tumores que no se encuentran en los pulmones).

Puntos clave

- La mayoría de los sarcomas en estadio 1 y 2 en extremidades, torso externo, cabeza o cuello pueden tratarse con cirugía.
- Para los sarcomas en estadio 3 y en estadio 4 no metastásicos, la cirugía puede ser el primer tratamiento, seguida de radioterapia o quimiorradiación. O bien, se puede administrar primero radioterapia o tratamiento sistémico farmacológico para reducir el tamaño del tumor.
- Si la cirugía no es viable, se administra otro tratamiento. Esto podría incluir radioterapia, quimiorradiación, tratamiento sistémico farmacológico o infusión aislada de extremidades.
- Si la extremidad no funciona después de la cirugía, la amputación a veces es la única opción. Su equipo de tratamiento considerará continuar con la reconstrucción de la extremidad.
- Se considerarán tratamientos locales o tratamiento sistémico farmacológico para tratar los tumores metastásicos. La observación también puede ser una opción.
- El objetivo del tratamiento del cáncer metastásico generalizado es controlar su crecimiento y mejorar la comodidad y la calidad de vida.
- El tratamiento en caso de recidiva se basa en la extensión y la ubicación del cáncer.

Preguntas para hacer

- ¿Alguna alternativa ofrece una cura o control del cáncer a largo plazo?
- ¿Cuáles son los efectos secundarios previstos del tratamiento?
- ¿Cómo puedo obtener una segunda opinión?
- ¿De cuánto tiempo dispongo para decidir sobre el tratamiento? ¿Hay algún trabajador social o alguien que pueda ayudarme a decidir?

5

Sarcomas dentro del abdomen

Los sarcomas de tejidos blandos que se encuentran en los órganos dentro del tórax, del abdomen o de la pelvis generalmente se tratan con cirugía. En conjunto, estas áreas se denominan tronco interno o abdomen.

Los órganos que se encuentran en el abdomen interno incluyen las glándulas suprarrenales, la aorta, los riñones, el páncreas, el recto, el estómago y el colon.

El liposarcoma y el leiomiosarcoma son los tipos más comunes de sarcoma de tejidos blandos que se encuentran en el abdomen interno.

Los tumores en el abdomen interno tienden a crecer mucho antes de causar síntomas. Suelen presionar o invadir estructuras cercanas, como venas y arterias. El tamaño del tumor y su proximidad a los vasos sanguíneos principales pueden dificultar la cirugía.

Se necesita una biopsia para confirmar el sarcoma de tejidos blandos en el abdomen.

Extirpable con cirugía

Cuando sea posible, se recomienda la cirugía para los sarcomas de tejidos blandos en el abdomen interno. Para los sarcomas con la probabilidad de reaparecer o extenderse, se puede administrar tratamiento antes de la cirugía. Esto podría incluir radioterapia o tratamiento sistémico farmacológico (quimioterapia, inmunoterapia o tratamiento dirigido).

Los órganos del abdomen interno incluyen los riñones, el estómago, los intestinos y el páncreas.

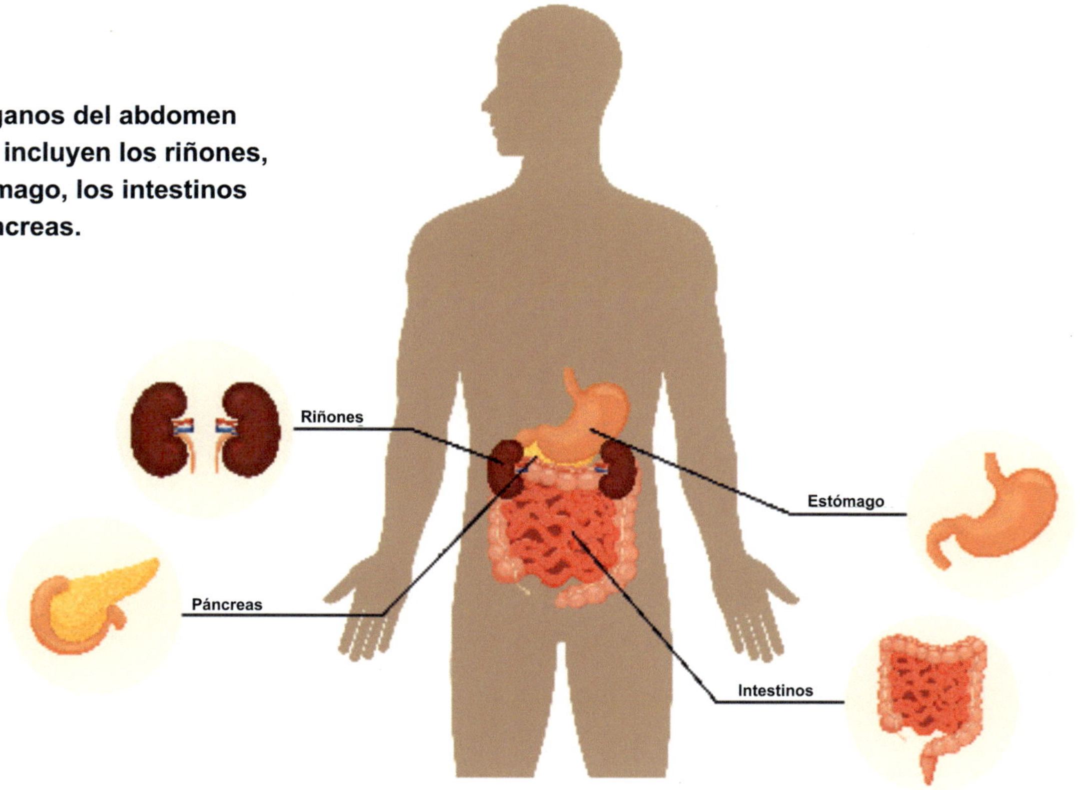

Si se considera un tratamiento antes de la cirugía, se requiere una biopsia por punción con aguja gruesa guiada por imágenes. Un anatomopatólogo con experiencia en sarcoma debe revisar las muestras de la biopsia.

Si se planea un tratamiento sistémico farmacológico antes de la cirugía, los fármacos utilizados dependerán del subtipo de sarcoma de tejidos blandos. Los tratamientos sistémicos farmacológicos preferidos para el sarcoma general de tejidos blandos se mencionan en la **Guía 1** en la página 29. Los tratamientos sistémicos farmacológicos preferidos para tipos de tumores específicos se mencionan en la **Guía 2** en la página 30.

Después de la cirugía, un anatomopatólogo examinará el margen quirúrgico en busca de células cancerosas. Según los resultados, podría requerirse tratamiento adicional. Para cualquier sarcoma con alto riesgo de extensión, se considerará el tratamiento sistémico farmacológico después de la cirugía.

El mejor resultado quirúrgico posible es la resección completa o el margen negativo. Significa que no se encontraron células cancerosas en el margen quirúrgico. Si se logra, podría **no** requerirse tratamiento adicional después de la cirugía.

Si el cirujano extirpa el tumor, pero quedan células cancerosas en el margen, se trata de un margen positivo. Esto puede ocurrir cuando el tumor está cerca de estructuras importantes, como vasos sanguíneos grandes o nervios.

La radioterapia puede ser beneficiosa para algunas personas con márgenes positivos o un margen negativo muy estrecho después de la cirugía.

Si el tumor no se extirpó por completo con la cirugía, una segunda cirugía para eliminar el cáncer restante podría ser una opción. Por lo general, esto solo se tiene en cuenta si se considera posible la extirpación completa.

Usted también debe estar lo suficientemente sano para someterse a la cirugía.

Atención de seguimiento

Al finalizar el tratamiento, se le realizarán estudios para detectar signos de recidiva. Los estudios incluyen exámenes físicos y estudios de diagnóstico por imágenes. Para los estudios de diagnóstico por imágenes, generalmente se prefiere la TC para los sarcomas en estas zonas. La RM también es una opción recomendada. En algunos casos, la TEP puede combinarse con la TC.

Los estudios de diagnóstico por imágenes junto a un examen físico se realizan cada 3 a 6 meses durante los primeros 3 años después del tratamiento. Durante los siguientes 2 años, los estudios se recomiendan cada 6 meses. Después, se recomiendan estudios una vez al año.

Si es probable que el cáncer se extienda a los pulmones, también se pueden realizar estudios de diagnóstico por imágenes del tórax.

No extirpable con cirugía o en estadio 4

El tumor que no puede extirparse con cirugía de forma segura se denomina no extirpable o irresecable. Estos incluyen tumores que afectan estructuras vitales y tumores cuya extirpación podría causar complicaciones o la muerte.

El estado de salud general también es relevante. Debe estar lo suficientemente sano para someterse a una cirugía abdominal mayor.

Los tumores en estadio 4 pueden ser de cualquier tamaño y grado. El cáncer en estadio 4 se extiende a zonas distantes o, con menos frecuencia, a los ganglios linfáticos cercanos.

Si el tumor crece lentamente y no causa síntomas, se recomienda la observación sin tratamiento.

En ocasiones, un tumor no extirpable puede convertirse en extirpable. Se podría intentar reducir el tamaño del tumor mediante un tratamiento sistémico farmacológico, radioterapia, ablación o embolización. Se realizarán estudios de diagnóstico por imágenes para determinar si el tumor se ha reducido y si ahora es posible realizar la cirugía.

Si el tumor pasa a ser extirpable, consulte *Extirpable con cirugía* en la página 36. Si el tumor sigue siendo irresecable o empeora, estas son las opciones:

- Probar un tratamiento sistémico farmacológico diferente.
- Probar radioterapia para aliviar las molestias (cuidados paliativos).
- Recibir tratamiento complementario.

El tratamiento complementario no busca curar el cáncer, sino aliviar las molestias. El tratamiento sistémico farmacológico o la radioterapia pueden reducir los síntomas del cáncer al detener o desacelerar el crecimiento del tumor.

Si el cáncer regresa

La reaparición del cáncer después de un período sin enfermedad se denomina recidiva.

Se recomienda la cirugía para cualquier crecimiento recurrente de cáncer que parezca extirpable. Después de la cirugía, es posible que reciba radioterapia o tratamiento sistémico farmacológico para reducir el riesgo de reaparición del cáncer.

En algunos casos, se administra radioterapia o tratamiento sistémico farmacológico antes de la cirugía. Esto ayuda a reducir el tamaño del tumor antes de la cirugía para que sea más manejable. El tratamiento sistémico farmacológico antes de la cirugía solo se considera si existe un alto riesgo de que la recidiva se extienda. No se recomienda para tumores de bajo grado.

Si el nuevo crecimiento canceroso no se puede extirpar con cirugía, consulte *No extirpable con cirugía o en estadio 4*.

Puntos clave

- Cuando sea posible, se recomienda la cirugía para los sarcomas de tejidos blandos dentro del abdomen. Si la cirugía extirpa todo el tumor, se denomina resección completa.
- En los casos de tumores con riesgo de que reaparezcan o se extiendan, puede indicarse inicialmente radioterapia o tratamiento sistémico farmacológico.
- La observación sin tratamiento es una opción recomendada si el tumor crece lentamente y no causa síntomas.
- Se puede administrar un tratamiento sistémico farmacológico o radioterapia antes de la cirugía para intentar reducir el tamaño del tumor.
- Si el tumor no puede extirparse o crece, las opciones incluyen un tratamiento sistémico farmacológico diferente, radioterapia paliativa y tratamiento complementario.
- Se puede administrar radioterapia o tratamiento sistémico farmacológico después de la cirugía para reducir el riesgo de que el cáncer reaparezca.

Preguntas para hacer

- ¿Cómo sabrá que el tratamiento está funcionando?
- ¿Qué probabilidades hay de que el cáncer reaparezca?
- ¿Qué atención de seguimiento se necesita después del tratamiento?
- ¿Podré trabajar mientras recibo tratamiento?

¡Nos interesan sus comentarios!

Nuestro objetivo es brindar información útil y fácil de entender sobre el cáncer. Realice nuestra encuesta para decirnos qué hicimos bien y qué podríamos mejorar.
NCCN.org/patients/feedback

6

Tumores desmoides

Los tumores desmoides son crecimientos no cancerosos. Se tratan como cáncer, aunque no se extienden por el cuerpo. Estos tumores suelen observarse o tratarse con un tratamiento sistémico farmacológico.

No todos los tumores son cancerosos. Los tumores desmoides, también conocidos como fibromatosis agresiva o fibromatosis de tipo desmoide, no se consideran cancerosos porque no se extienden por el cuerpo. Sin embargo, pueden crecer en la zona donde se originaron y causar síntomas.

Si reaparecen después del tratamiento, regresarán a la misma zona que el tumor original.

Estudios

Su profesional de atención médica le preguntará sobre sus antecedentes médicos y le realizará un examen físico. Además, se extirpará una muestra del tumor para su análisis.

También podría ser necesario realizar estudios de diagnóstico por imágenes del tumor. Se recomienda una TC o RM.

Síndromes hereditarios

Los tumores desmoides suelen presentarse por razones desconocidas. Sin embargo, algunos síndromes poco frecuentes aumentan el riesgo de cáncer y de tumores desmoides. Esto incluye la poliposis adenomatosa familiar (PAF), descrita en el *Capítulo 1: Acerca del sarcoma de tejidos blandos*.

Observación

Muchos tumores desmoides recién diagnosticados deben observarse sin tratamiento, siempre que el tumor esté estable y no cause dolor.

El tumor primero se monitorea mediante TC o RM cada 3 meses. Su cronograma de estudios por imágenes dependerá de la ubicación del tumor, el riesgo de progresión a cáncer y cualquier síntoma de progresión. Es posible que deba realizarse estudios de diagnóstico por imágenes más frecuentes si tiene síntomas o si el tumor está cerca de estructuras importantes del cuerpo.

Si el tumor causa dolor u otros síntomas, el tratamiento sistémico farmacológico puede ser una opción. Esto depende de la ubicación del tumor en el cuerpo y de la seguridad del fármaco.

Si el tumor desmoide empeora levemente, pero sus síntomas no son graves, su profesional de atención médica podría recomendarle continuar con la observación. Si el crecimiento continúa y causa síntomas o problemas graves, necesitará tratamiento. Consulte *Tratamiento* en la página siguiente.

Los tumores grandes que causan problemas se tratarán según su ubicación, si causan dolor o si interfieren con el movimiento.

Tratamiento

El tratamiento de los tumores desmoides suele incluir tratamiento sistémico farmacológico o ablación. La cirugía y la radioterapia se utilizan con menos frecuencia. Cada una de estas opciones se analiza con más detalle a continuación. Los mejores tratamientos para usted dependerán de la ubicación del tumor.

Tratamiento sistémico farmacológico

Se utilizan diferentes tipos de tratamiento sistémico farmacológico para tratar los tumores desmoides. Las opciones incluyen quimioterapia y tratamientos dirigidos. Los tratamientos sistémicos recomendados para los tumores desmoides se enumeran en la **Guía 3**.

El tratamiento también puede incluir antinflamatorios no esteroideos (AINE). Los AINE ayudan a reducir la fiebre, la inflamación, el dolor y el enrojecimiento. Por ejemplo, un AINE de venta libre es el ibuprofeno (Advil).

El sulindaco (Clinoril) y el celecoxib (Celebrex) son AINE que se recetan comúnmente a personas con síntomas. El celecoxib puede causar problemas cardíacos o aumentar el riesgo de efectos secundarios en personas con problemas cardíacos.

Guía 3
Tratamiento sistémico farmacológico para tumores desmoides

Nombre del fármaco (en orden alfabético)	Cómo se administra	Tipo de fármaco
Doxorrubicina con o sin dacarbazina	infusión	quimioterapia
Imatinib (Gleevec)	píldora	tratamiento dirigido
Doxorrubicina liposomal (Doxil)	infusión	quimioterapia
Metotrexato y vinblastina	infusión	quimioterapia
Metotrexato y vinorelbina	infusión	tratamiento dirigido
Nirogacestat (Ogsiveo)	píldora	tratamiento dirigido
Pazopanib (Votrient)	píldora	tratamiento dirigido
Sorafenib (Nexavar)	píldora	tratamiento dirigido

Ablación térmica

La ablación térmica utiliza frío o calor extremos para destruir los tumores desmoides. Puede ayudar a controlar el tamaño del tumor. Los tipos de ablación incluyen la ablación por radiofrecuencia (ARF) y la crioterapia.

Estos procedimientos suelen realizarse en hospitales especializados o centros de atención médica especializados en el tratamiento de tumores desmoides.

Cirugía

Los tumores desmoides son difíciles de extirpar por completo porque son difíciles de ver. Además, suelen volver a crecer después de la cirugía.

Es posible que no se considere la cirugía si existe riesgo de complicaciones graves. Puede ser demasiado peligrosa según la ubicación del tumor o el estado de salud general. Por estas razones, la cirugía no suele ser el primer tratamiento a menos que lo acuerde un equipo de expertos.

Si se planifica la cirugía y los resultados son muy buenos, esto se conoce como resección completa. Posteriormente, se recomienda la observación.

Si quedan células tumorales desmoides microscópicas después de la cirugía, las opciones incluyen otra cirugía o radioterapia para eliminarlas, u observación.

Si no se pudo extirpar gran parte del tumor desmoide, estas son las opciones:

- Radioterapia.
- Tratamiento sistémico farmacológico.
- Procedimientos de ablación.
- Observación.

Si estos tratamientos no extirpan todo el tumor, se podría considerar la cirugía radical. La cirugía radical implica la extirpación de grandes áreas de tejido u órganos afectados por el tumor.

El objetivo principal del tratamiento es mantener la funcionalidad. La amputación muy pocas veces se considera.

Radioterapia

En general, la radioterapia no es el tratamiento preferido para los tumores desmoides, ya que puede aumentar el riesgo de desarrollar cáncer en el futuro. Sin embargo, cuando se utiliza, no suele recomendarse para tumores desmoides en extremidades (brazos y piernas), torso externo, cabeza, cuello, pared abdominal, pelvis, tronco y cavidad torácica.

No se recomienda para tumores desmoides en el abdomen, excepto en circunstancias especiales. Los órganos del abdomen interno incluyen las glándulas suprarrenales, la aorta, los riñones, los uréteres, parte del páncreas, el recto y partes del estómago y el colon.

Atención de seguimiento

Después del tratamiento, se controlará si tiene síntomas. Un cambio en los síntomas puede ser un signo de crecimiento del tumor. Informe a su profesional de atención médica sobre cualquier síntoma nuevo o empeoramiento.

Las pruebas de seguimiento se realizan para determinar si el tumor desmoide está creciendo o ha regresado.

Estudios de diagnóstico por imágenes

Se recomienda realizar estudios de diagnóstico por imágenes con TC o RM cada 3 a 6 meses durante 3 años. Posteriormente, se realizan estudios de diagnóstico por imágenes cada 6 meses durante 2 años. Según la ubicación del tumor, también se puede realizar una ecografía para el seguimiento a largo plazo.

Rehabilitación

Debe recibir servicios de rehabilitación si los necesita. Estos pueden incluir terapia ocupacional o fisioterapia.

Puntos clave

- Los tumores desmoides (también llamados fibromatosis agresivas) son crecimientos persistentes y no cancerosos.
- Muchos tumores desmoides recién diagnosticados pueden observarse sin tratamiento. El tumor se controla mediante estudios de diagnóstico por imágenes.
- Si el tumor causa dolor u otros síntomas, el tratamiento sistémico farmacológico puede ser una opción.
- Si el cáncer crece y causa síntomas o problemas graves, se requiere tratamiento para la progresión.
- El tratamiento para los tumores desmoides puede incluir tratamiento sistémico farmacológico, cirugía, radioterapia o ablación.
- La cirugía no suele ser el primer tratamiento a menos que lo acuerde un equipo de expertos.
- En general, no se recomienda la radioterapia para los tumores desmoides en el abdomen o el torso.

Preguntas para hacer

- ¿Necesitaré algún tipo de adaptación para seguir trabajando durante el tratamiento?
- ¿Ofrece este hospital o centro oncológico el mejor tratamiento para mí?
- ¿Puedo elegir cuándo comenzar el tratamiento? ¿Cuánto tiempo tomará el tratamiento?
- ¿Cubrirá mi seguro el tratamiento que me recomiendan?

7

Rabdomiosarcoma

El rabdomiosarcoma (RMS) es más común en niños que en adultos. Este tipo de sarcoma de tejidos blandos suele originarse en células que se convierten en músculo esquelético.

El rabdomiosarcoma (RMS) es un tipo poco común de sarcoma del músculo esquelético. Los músculos esqueléticos son aquellos que se pueden controlar o mover, como los brazos y las piernas.

El RMS también se puede encontrar en partes del cuerpo que normalmente no tienen músculo esquelético, como el aparato reproductor o la base del cráneo.

Antes de nacer, se forman células llamadas rabdomioblastos en el cuerpo. Con el tiempo, estas células se convierten en músculo esquelético.

Sin embargo, en casos poco frecuentes, los rabdomioblastos se convierten en RMS.

El RMS es más común en niños porque comienza en los rabdomioblastos, que están más presentes en ellos.

Los factores de riesgo del RMS incluyen el síndrome de Li-Fraumeni y la neurofibromatosis tipo 1 (NF1).

Músculos esqueléticos

Los músculos esqueléticos suelen estar unidos a los huesos del esqueleto. Estos son músculos que usted puede controlar o mover.

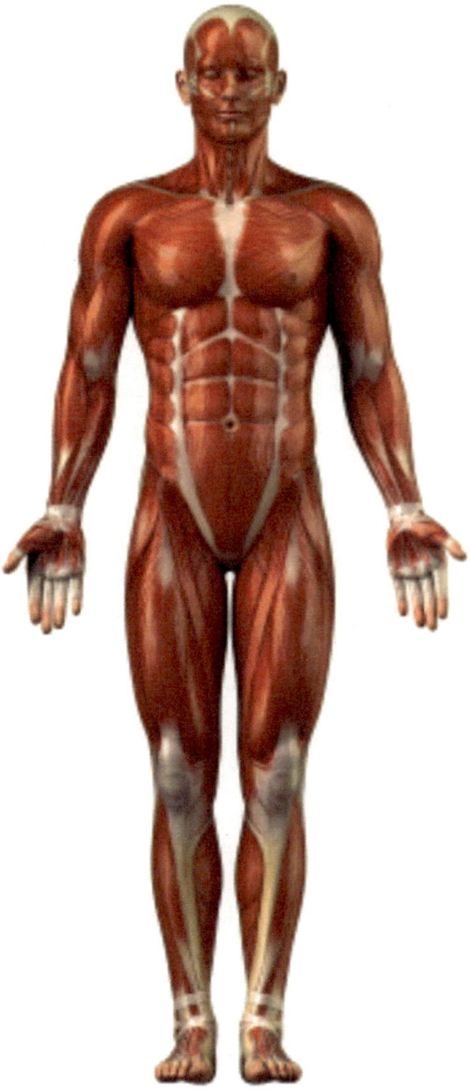

RMS en niños

El tipo de RMS que se observa con mayor frecuencia en niños se denomina RMS no pleomórfico. Incluye los siguientes subtipos:

- Alveolar
- Embrionario
- De células fusiformes/esclerosante

El RMS alveolar suele encontrarse en el músculo esquelético de piernas y brazos, pero también puede presentarse en el torso, la cabeza y el cuello. Es más agresivo que el RMS embrionario.

El RMS embrionario tiende a presentarse en la cabeza, el cuello, la vejiga, la vagina y en la próstata y los testículos o alrededor de estos.

El RMS de células fusiformes/esclerosante incluye tumores con fusiones genéticas relacionadas con *VGLL2*, tumores óseos y tumores con mutaciones genéticas en *MYOD1*. Los tumores con mutación en *MYOD1* son los más agresivos.

Los rabdomiosarcomas de células fusiformes/esclerosante presentes al nacer o poco después del nacimiento suelen ser menos agresivos que otros rabdomiosarcomas.

Tratamiento

Los expertos de NCCN recomiendan firmemente buscar tratamiento en un centro oncológico con experiencia en el tratamiento del RMS no pleomórfico. La planificación del tratamiento debe involucrar a un oncólogo pediátrico, así como a oncólogos médicos, radioterapeutas y cirujanos oncólogos.

El tratamiento suele incluir una combinación de cirugía, tratamiento sistémico farmacológico y radioterapia.

Las siguientes combinaciones de quimioterapia son las preferidas para el RMS no pleomórfico:

- Vincristina, dactinomicina y ciclofosfamida
- Vincristina, dactinomicina e ifosfamida

Si el tratamiento con estas combinaciones no es posible, existen otras opciones recomendadas de tratamiento sistémico farmacológico.

RMS en adultos

En adultos, el RMS pleomórfico tiende a crecer rápidamente.

Las áreas más comunes donde se forma el RMS pleomórfico son las extremidades, la pared del torso, el aparato reproductor o el aparato urinario. El aparato urinario incluye los riñones, la vejiga, la uretra y los uréteres.

El pronóstico para el RMS pleomórfico no es bueno. No se ha realizado suficiente investigación clínica sobre este tipo de RMS. Esto significa que hay poca información sobre el mejor tratamiento para adultos con RMS.

Actualmente, el RMS pleomórfico se trata como el sarcoma pleomórfico indiferenciado (SPI) de alto grado. El tratamiento puede incluir cirugía, radioterapia y uno de los tratamientos sistémicos farmacológicos que se describen en las **Guías 1** y **2**.

Puntos clave

- El rabdomiosarcoma (RMS) es un tipo poco común de sarcoma del músculo esquelético.
- El RMS también se puede encontrar en partes del cuerpo que normalmente no tienen músculo esquelético.
- El RMS es más común en niños porque se origina en células prematuras llamadas rabdomioblastos. El RMS en niños se denomina RMS no pleomórfico. Incluye los subtipos embrionario, alveolar y de células fusiformes/esclerosante.
- Los factores de riesgo del RMS incluyen el síndrome de Li-Fraumeni y la neurofibromatosis tipo 1 (NF1).
- El tratamiento debe ser planificado por un equipo de especialistas en un centro con experiencia en el tratamiento del RMS no pleomórfico.
- Las personas con RMS suelen requerir más de un tipo de tratamiento oncológico, como cirugía, radioterapia o tratamiento sistémico farmacológico.
- El RMS pleomórfico es un sarcoma poco frecuente y de rápido crecimiento que se presenta principalmente en adultos mayores.

Preguntas para hacer

- ¿Cuáles son las complicaciones y los efectos secundarios posibles?
- ¿Existen opciones de ensayos clínicos para mí?
- ¿Qué pasa si no hago nada?
- ¿Sugiere opciones diferentes a las que recomienda NCCN? Si es así, ¿por qué?

8

Tumor lipomatoso atípico/ liposarcoma bien diferenciado

El tumor lipomatoso atípico (TLA)/ liposarcoma bien diferenciado (LSBD) es uno de los cinco tipos principales de liposarcoma. El liposarcoma es un sarcoma de tejidos blandos poco común que se origina en las células adiposas.

Este nombre complejo refleja los tumores que se ven de igual manera al microscopio, pero que actúan de forma diferente según cómo estén formados. A medida que los tumores evolucionan a partir de un tejido normal, se transforman de células normales a células menos organizadas y reconocibles. Este proceso se llama "diferenciación". Los tumores que son menos reconocibles con sus formas originales se denominan "desdiferenciados".

Los tumores que se desarrollan en brazos o piernas pueden reaparecer en la misma zona después de mucho tiempo (de años a décadas) y se denominan tumores lipomatosos atípicos. A veces, su estructura se simplifica, pero con muy poca frecuencia, causan la muerte. Algunos profesionales médicos especializados en sarcomas prefieren el nombre "TLA" para estos tumores cuando se presentan en brazos o piernas.

Los tumores que se desarrollan en el torso suelen reaparecer en la misma zona, se desdiferencian y, en ocasiones (años o décadas después), pueden causar la muerte. Se conocen como liposarcomas bien diferenciados. La mayoría de los profesionales médicos especializados en sarcomas prefieren el nombre "LSBD" para estos tumores. Generalmente son más agresivos que los TLA.

Aunque es poco frecuente, los TLA/LSBD pueden transformarse con el tiempo en un tipo relacionado de liposarcoma llamado liposarcoma desdiferenciado. Las pruebas de laboratorio o las exploraciones por imágenes permiten diagnosticar las características que indican este cambio.

El liposarcoma desdiferenciado suele crecer más rápido que los TLA/LSBD. También es más probable que reaparezca después del tratamiento o que se extienda a zonas distantes del cuerpo (metástasis).

Tratamiento

Extremidades, pared abdominal o torso

El tratamiento para los TLA/LSBD que se forman en estas áreas depende de si hay evidencia de desdiferenciación. Si no hay evidencia de desdiferenciación ni de sarcoma de alto grado, se recomienda solo la cirugía para extirpar el tumor.

Después de la cirugía, es posible que se encuentren algunas células tumorales en el tejido normal que rodea el tumor. Pero, por lo general, no se necesita más tratamiento porque estos tumores no suelen extenderse a otras zonas del cuerpo. Si el tumor reaparece, se recomienda la observación o una nueva cirugía.

La radioterapia no siempre se recomienda para los tumores lipomatosos atípicos, ya que se consideran tumores "inactivos", lo que significa que crecen lentamente y por lo general no son agresivos. Consulte *Seguimiento* en la siguiente página para obtener información sobre la vigilancia después de la cirugía.

Si hay signos de desdiferenciación, se recomienda el mismo tratamiento que se utiliza para otros sarcomas de tejidos blandos que se forman en estas zonas. Para obtener más información, consulte el *Capítulo 4: Sarcomas en extremidades, torso externo, cabeza o cuello*.

Abdomen interno o escroto

Para los TLA/LSBD que se forman en el abdomen interno o el escroto, el tratamiento no se basa en la presencia de desdiferenciación. Si ese fuera el caso, se recomienda el mismo tratamiento que se utiliza para otros sarcomas de tejidos blandos que se forman en estas zonas. Consulte el Capítulo 5 de esta guía, *Sarcomas dentro del abdomen*.

Seguimiento

La vigilancia posterior al tratamiento incluye exámenes físicos y estudios de diagnóstico por imágenes de la zona donde se formó el tumor.

Se recomienda realizar un examen físico cada 6 a 12 meses durante los primeros 2 años después del tratamiento. Luego, se recomienda un examen por año. Sin embargo, podría tener que hacerlo con mayor o menor frecuencia según el riesgo de reaparición del cáncer.

La frecuencia con la que deba realizarse estudios de diagnóstico por imágenes dependerá de dónde se originó el tumor. Su profesional de atención médica considerará la ubicación (la facilidad con la que se puede examinar sin imágenes) y la probabilidad de que el cáncer reaparezca.

No se recomienda realizar estudios de diagnóstico por imágenes del tórax para comprobar si el cáncer se ha extendido, a menos que haya habido una desdiferenciación.

Puntos clave

- El tumor lipomatoso atípico (TLA) es un sarcoma que se desarrolla en los brazos o las piernas y tarda mucho tiempo en reaparecer.
- El liposarcoma bien diferenciado (LSBD) es un sarcoma más agresivo en comparación con el TLA, ya que se desarrolla en el torso y puede ser mortal.
- El tratamiento del TLA/LSBD depende de si hay evidencia de desdiferenciación. De ser así, el cáncer se tratará de forma más agresiva.
- Si las células están bien diferenciadas, se recomienda solo cirugía para tratar el TLA/LSBD.
- Es posible que le realicen estudios de diagnóstico por imágenes del tórax para detectar la extensión del cáncer a los pulmones.

Preguntas para hacer

- ¿Alguna alternativa ofrece una cura o control del cáncer a largo plazo?
- ¿Cuáles son los efectos secundarios previstos del tratamiento?
- ¿Cómo puedo obtener una segunda opinión?

9

Otros recursos

¿Quiere saber más? Aquí le explicamos cómo obtener ayuda adicional.

Qué más hay que saber

Este libro puede ayudarle a mejorar su atención oncológica. En él, se explican con claridad las recomendaciones de los expertos y se sugieren preguntas que puede hacerle a su equipo de atención médica. Pero no es el único recurso que tiene.

Puede recibir tanta información y ayuda como necesite. A muchas personas les interesa saber más sobre los siguientes temas:

- Conocer los detalles de su salud y tratamiento.
- Formar parte de un equipo de atención médica.
- Obtener ayuda económica.
- Buscar a un experto en sarcoma.
- Saber cómo afrontar los problemas de salud.

Qué más hacer

Su centro de salud puede ayudar con los próximos pasos. Suelen disponer de recursos *in situ* para ayudar a satisfacer sus necesidades y encontrar respuestas a sus preguntas. Los centros de salud también pueden informarle de los recursos existentes en su comunidad.

Además de la ayuda de sus profesionales de atención médica, los recursos enumerados en la siguiente sección proporcionan apoyo a muchas personas como usted. Consulte la lista y visite los sitios web que se indican para obtener más información sobre estas organizaciones.

Dónde obtener ayuda

Cancer*Care*
cancercare.org

Clear Cell Sarcoma Foundation
Clearcellsarcoma.org

Desmoid Tumors Research Foundation
DTRF.org

GRACE
cancergrace.org

Imerman Angels
imermanangels.org

Leiomyosarcoma Support & Direct Research Foundation
lmsdr.org

National Coalition for Cancer Survivorship
canceradvocacy.org

National LeioMyoSarcoma Foundation
nlmsf.org

Northwest Sarcoma Foundation
nwsarcoma.org

Sarcoma Foundation of America
curesarcoma.org

Stupid Cancer
Stupidcancer.org

TargetCancer Foundation
Targetcancer.org

The Alan B. Slifka Foundation
Slifkafoundation.org

The Life Raft Group
liferaftgroup.org

The Paula Takacs Foundation
paulatakacsfoundation.org

Triage Cancer
Triagecancer.org

Preguntas para hacer

- ¿Tiene certificación de especialidad? Si es así, ¿en qué área?
- ¿El tratamiento del sarcoma de tejidos blandos es una parte importante de su especialidad?
- ¿A cuántas personas con mi tipo de sarcoma de tejidos blandos ha tratado?
- ¿Consultará con otros expertos sobre la atención que recibiré? ¿Con quién consultará?
- ¿Cuántos de sus pacientes han sufrido complicaciones? ¿Cuáles fueron las complicaciones?

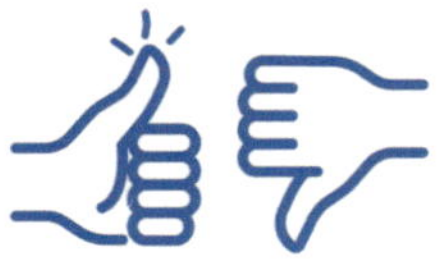

¡Cuéntenos qué opina!

Tómese un momento para completar una encuesta en línea sobre NCCN Guidelines for Patients.
NCCN.org/patients/response

Palabras que debe conocer

ablación
Tratamiento que destruye tumores muy pequeños con calor, frío, láser o sustancias químicas. También se denomina terapia ablativa.

ablación por radiofrecuencia
Tratamiento que destruye las células cancerosas calentándolas con ondas de radio de alta energía.

anatomopatólogo
Médico experto en el análisis de células y tejidos para detectar enfermedades.

biopsia
Procedimiento mediante el cual se toman muestras de fluidos o tejidos para analizarlas y detectar una enfermedad.

biopsia por punción con aguja gruesa
Un procedimiento que extrae muestras de tejido con una aguja hueca. También llamada biopsia con aguja gruesa.

braquiterapia
Tratamiento con radiación de un objeto colocado cerca o dentro del tumor. También se llama radiación interna.

cirujano oncólogo
Médico experto en operaciones para extirpar el cáncer.

cirujano torácico
Médico experto en cirugía de los órganos dentro del tórax.

crioterapia
Tipo de terapia de ablación que congela las células cancerosas para eliminarlas.

cuidados paliativos
Atención médica que incluye el alivio de los síntomas, pero no el tratamiento del cáncer. En ocasiones, también se le llama tratamiento complementario.

disección de ganglios linfáticos
Cirugía para extirpar uno o más ganglios linfáticos.

ecografía
Prueba que usa ondas sonoras para tomar imágenes del interior del cuerpo.

embolización
Tratamiento que corta el suministro de sangre a los tumores mediante la inserción de microesferas en una arteria.

fisioterapeuta
Experto en ayudar a las personas a moverse mejor.

ganglio linfático
Pequeña estructura en forma de frijol que combate las enfermedades.

grado
Calificación sobre qué tan rápido se espera que crezca el cáncer, según el aspecto anormal de las células cancerosas bajo el microscopio.

histología
Estructura de las células, los tejidos y los órganos observada a través del microscopio.

infusión/perfusión aislada de extremidades
Método para administrar fármacos contra el cáncer directamente en el torrente sanguíneo de una extremidad (brazo o pierna).

inmunoterapia
Tratamiento con fármacos que ayudan al organismo a encontrar y destruir las células cancerosas.

irresecable
Cáncer que no puede extirparse mediante cirugía.

margen quirúrgico
El tejido de aspecto normal alrededor del borde de un tumor extirpado durante la cirugía.

médico oncólogo
Médico experto en fármacos contra el cáncer.

medio de contraste
Sustancia que se coloca en el cuerpo para que las imágenes que se toman en los estudios de diagnóstico por imágenes sean más claras.

metastasectomía
Cirugía para extirpar los tumores que se formaron lejos del primer lugar donde apareció el cáncer. Se utiliza para reducir la masa tumoral y para aliviar los síntomas.

metástasis
La diseminación de células cancerosas del primer tumor (primario) a un punto nuevo en el cuerpo.

neurofibromatosis
Afección genética poco frecuente que provoca el crecimiento de tumores en los nervios. Aumenta el riesgo de sarcoma de tejidos blandos.

observación
Período de prueba para detectar cambios en el estado del cáncer mientras no recibe tratamiento.

poliposis adenomatosa familiar (PAF)
Afección hereditaria que provoca la formación de varios crecimientos anormales (pólipos) en el intestino. Aumenta el riesgo de sarcoma.

progresión
Crecimiento o propagación del cáncer después de haberse analizado o tratado.

quimioembolización
Tratamiento del cáncer con microesferas recubiertas de un fármaco de quimioterapia que bloquea el suministro de sangre a los tumores.

quimiorradiación
Tratamiento con una combinación de quimioterapia y radioterapia.

quimioterapia
Fármacos que eliminan las células cancerosas al dañar o interrumpir la creación del código genético.

rabdomiosarcoma (RMS)
Tipo de sarcoma de tejidos blandos que se origina en las células que normalmente se convierten en músculo esquelético.

radiografía
Estudio de diagnóstico por imágenes no invasivo que usa una pequeña cantidad de radiación. También se denomina radiografía simple.

radiólogo
Médico experto en interpretar estudios de diagnóstico por imágenes.

radiooncólogo
Un médico que es un experto en el tratamiento del cáncer con radiación.

radioterapia
Tratamiento local que utiliza rayos de alta energía o enfoques relacionados para eliminar las células cancerosas.

radioterapia corporal estereotáctica
Radioterapia administrada con altas dosis en zonas más pequeñas durante 1 a 5 sesiones de tratamiento.

radioterapia de haz externo (RTHE)
Tratamiento del cáncer con radiación administrada desde un equipo que se encuentra fuera del cuerpo.

radioterapia de intensidad modulada
Tratamiento con radiación que utiliza pequeños haces de diferente intensidad según el espesor del tejido. Un tipo de RTHE.

radioterapia intraoperatoria
Radioterapia administrada durante una cirugía.

recidiva
La reaparición o el agravamiento del cáncer después de un período de mejoría.

recidiva a distancia
Cáncer que ha reaparecido después del tratamiento y se encuentra en una parte del cuerpo alejada del primer tumor (tumor primario).

recidiva local
Cáncer que regresa a la misma zona general después del tratamiento.

resecable
Cáncer que puede extirparse completamente con cirugía.

resonancia magnética (RM)
Estudio que usa ondas sonoras e imanes potentes para tomar fotografías del interior del cuerpo.

sarcoma
Cáncer en las células óseas o de tejidos blandos.

síndrome de Gardner
Síndrome hereditario que causa pólipos intestinales, crecimientos óseos anormales y tumores en la piel y los tejidos blandos. Un tipo de poliposis adenomatosa familiar (PAF).

síndrome de Li-Fraumeni
Afección hereditaria que aumenta la probabilidad de desarrollar sarcoma y otros tipos de cáncer.

terapeuta ocupacional
Experto en ayudar a las personas a vivir sin asistencia.

tomografía computarizada (TC)
Estudio que usa rayos x de varios ángulos para tomar imágenes del interior del cuerpo.

tomografía por emisión de positrones (TEP)
Estudio que utiliza material radioactivo para ver la forma y la función de partes del cuerpo.

torso
Espacio corporal frente a la columna vertebral en la parte inferior del tronco.

tratamiento complementario
Atención médica que incluye el alivio de los síntomas, pero no el tratamiento del cáncer. También se le llama cuidados paliativos.

tratamiento dirigido
Un tratamiento con fármacos que impiden el proceso de crecimiento específico de las células cancerosas.

tumor desmoide
Masa no cancerosa de células fibrosas que crece en el tejido cercano y rara vez se extiende a zonas distantes. También conocido como fibromatosis agresiva.

tumor primario
El tumor principal.

Colaboradores de NCCN

Esta guía para pacientes se basa en NCCN Clinical Practice Guidelines in Oncology (NCCN Guidelines®) para el sarcoma de tejidos blandos, versión 1.2025. Fue adaptada, revisada y publicada con la colaboración de las siguientes personas:

Dorothy A. Shead, máster en Ciencias
Directora ejecutiva de Operaciones de Información para Pacientes

Tim Rinehart, máster en Ciencias
Redactor médico, Información para pacientes

Lisa Diehl
Diseñadora de Diseño de Producción

NCCN Clinical Practice Guidelines in Oncology (NCCN Guidelines®) para el sarcoma de tejidos blandos, versión 1.2025, fueron desarrolladas por los siguientes miembros del panel de NCCN:

Dra. Margaret von Mehren, presidenta
Fox Chase Cancer Center

Dr. John M. Kane, III, vicepresidente
Roswell Park Comprehensive Cancer Center

Dra. Samantha A. Armstrong
Indiana University Melvin and Bren Simon Comprehensive Cancer Center

Dra. Tessa Balach
The UChicago Medicine Comprehensive Cancer Center

Dr. Andrew J. Bishop
The University of Texas MD Anderson Cancer Center

Dra. Darya Buehler
Moffitt Cancer Center

Dra. Janai Carr-Ascher, doctora en Medicina
UC Davis Comprehensive Cancer Center

* Dr. Edwin Choy, doctor en Medicina
Mass General Cancer Center

Dra. Cara Cipriano, máster en Ciencias
Abramson Cancer Center, University of Pennsylvania

* Mary Connolly, máster en Trabajo social
The Ohio State University Comprehensive Cancer Center - James Cancer Hospital and Solove Research Institute

Dra. Amanda Dann
UT Southwestern Simmons Comprehensive Cancer Center

Dra. Elizabeth J. Davis
Vanderbilt-Ingram Cancer Center

Dra. Sarah Dry
UCLA Jonsson Comprehensive Cancer Center

Dra. Vanessa Eulo
O'Neal Comprehensive Cancer Center, UAB

Dra. Kristen N. Ganjoo
Stanford Cancer Institute

Dr. Ricardo J. Gonzalez
Moffitt Cancer Center

Dr. Pedro A. Hermida De Viveiros
Robert H. Lurie Comprehensive Cancer Center of Northwestern University

* Dra. Ying J. Hitchcock
Huntsman Cancer Institute, University of Utah

Dr. Edward Kim
Fred Hutchinson Cancer Center

Dr. Daniel Lefler
Abramson Cancer Center, University of Pennsylvania

Dr. David Liebner
The Ohio State University Comprehensive Cancer Center - James Cancer Hospital and Solove Research Institute

* Dr. Martin McCarter
University of Colorado Cancer Center

Dr. Sean V. McGarry
Fred & Pamela Buffett Cancer Center

Dr. Nathan W. Mesko
Case Comprehensive Cancer Center/University Hospitals Seidman Cancer Center and Cleveland Clinic Taussig Cancer Institute

Dr. Christian Meyer, doctor en Medicina
Johns Hopkins Kimmel Cancer Center

Dr. Kambiz Motamedi
UCLA Jonsson Comprehensive Cancer Center

Dra. Sujana Movva
Memorial Sloan Kettering Cancer Center

Dr. Alberto S. Pappo
St. Jude Children's Research Hospital/ The University of Tennessee Health Science Center

Dr. Seth M. Pollack
Robert H. Lurie Comprehensive Cancer Center, Northwestern University

Dr. Matthew Poppe
Huntsman Cancer Institute, University of Utah

Dr. Richard F. Riedel
Duke Cancer Institute

Steven Robinson, licenciado en Medicina y Cirugía
Mayo Clinic Comprehensive Cancer Center

Dr. Scott Schuetze, doctor en Medicina
University of Michigan Rogel Cancer Center

Dr. Jason K. Sicklick
UC San Diego Moores Cancer Center

* Dr. William Tseng
City of Hope National Medical Center

Dra. Mia C. Weiss
Siteman Cancer Center, Barnes-Jewish Hospital y Washington University School of Medicine

Dra. Melissa Zimel
UCSF Helen Diller Family Comprehensive Cancer Center

NCCN

Mary Anne Bergman
Coordinadora de las Guías

Zeenat Diwan, máster en Ciencias, doctora en Medicina
Científica adjunta/redactora médica

Lisa Hang, doctora en Medicina
Gerenta de Procesos de Contenido Clínico

* Revisaron esta guía para pacientes. Para divulgaciones, visite NCCN.org/disclosures.

Centros oncológicos de NCCN

Abramson Cancer Center,
University of Pennsylvania
Filadelfia, Pensilvania
+1 800.789.7366 • pennmedicine.org/cancer

Case Comprehensive Cancer Center/
University Hospitals Seidman Cancer Center and
Cleveland Clinic Taussig Cancer Institute
Cleveland, Ohio
UH Seidman Cancer Center
+1 800.641.2422 • uhhospitals.org/services/cancer-services
CC Taussig Cancer Institute
+1 866.223.8100 • my.clevelandclinic.org/departments/cancer
Case CCC
+1 216.844.8797 • case.edu/cancer

City of Hope National Medical Center
Duarte, California
+1 800.826.4673 • cityofhope.org

Dana-Farber/Brigham and Women's Cancer Center |
Mass General Cancer Center
Boston, Massachusetts
+1 877.442.3324 • youhaveus.org
+1 617.726.5130 • massgeneral.org/cancer-center

Duke Cancer Institute
Durham, Carolina del Norte
+1 888.275.3853 • dukecancerinstitute.org

Fox Chase Cancer Center
Filadelfia, Pensilvania
+1 888.369.2427 • foxchase.org

Fred & Pamela Buffett Cancer Center
Omaha, Nebraska
+1 402.559.5600 • unmc.edu/cancercenter

Fred Hutchinson Cancer Center
Seattle, Washington
+1 206.667.5000 • fredhutch.org

Huntsman Cancer Institute, University of Utah
Salt Lake City, Utah
+1 800.824.2073 • healthcare.utah.edu/huntsmancancerinstitute

Indiana University Melvin and Bren Simon
Comprehensive Cancer Center
Indianápolis, Indiana
+1 888.600.4822 • www.cancer.iu.edu

Johns Hopkins Kimmel Cancer Center
Baltimore, Maryland
+1 410.955.8964
www.hopkinskimmelcancercenter.org

Mayo Clinic Comprehensive Cancer Center
Phoenix/Scottsdale, Arizona
Jacksonville, Florida
Rochester, Minnesota
+1 480.301.8000 • Arizona
+1 904.953.0853 • Florida
+1 507.538.3270 • Minnesota
mayoclinic.org/cancercenter

Memorial Sloan Kettering Cancer Center
Nueva York, Nueva York
+1 800.525.2225 • mskcc.org

Moffitt Cancer Center
Tampa, Florida
+1 888.663.3488 • moffitt.org

O'Neal Comprehensive Cancer Center, UAB
Birmingham, Alabama
+1 800.822.0933 • uab.edu/onealcancercenter

Robert H. Lurie Comprehensive Cancer Center,
Northwestern University
Chicago, Illinois
+1 866.587.4322 • cancer.northwestern.edu

Roswell Park Comprehensive Cancer Center
Búfalo, Nueva York
+1 877.275.7724 • roswellpark.org

Siteman Cancer Center, Barnes-Jewish Hospital
and Washington University School of Medicine
San Luis, Misuri
+1 800.600.3606 • siteman.wustl.edu

St. Jude Children's Research Hospital/
The University of Tennessee Health Science Center
Memphis, Tennessee
+1 866.278.5833 • stjude.org
+1 901.448.5500 • uthsc.edu

Stanford Cancer Institute
Stanford, California
+1 877.668.7535 • cancer.stanford.edu

The Ohio State University Comprehensive Cancer Center -
James Cancer Hospital and Solove Research Institute
Columbus, Ohio
+1 800.293.5066 • cancer.osu.edu

The UChicago Medicine Comprehensive Cancer Center
Chicago, Illinois
+1 773.702.1000 • uchicagomedicine.org/cancer

The University of Texas MD Anderson Cancer Center
Houston, Texas
+1 844.269.5922 • mdanderson.org

UC Davis Comprehensive Cancer Center
Sacramento, California
+1 916.734.5959 • +1 800.770.9261
health.ucdavis.edu/cancer

UC San Diego Moores Cancer Center
La Jolla, California
+1 858.822.6100 • cancer.ucsd.edu

UCLA Jonsson Comprehensive Cancer Center
Los Ángeles, California
+1 310.825.5268 • uclahealth.org/cancer

UCSF Helen Diller Family
Comprehensive Cancer Center
San Francisco, California
+1 800.689.8273 • cancer.ucsf.edu

University of Colorado Cancer Center
Aurora, Colorado
+1 720.848.0300 • coloradocancercenter.org

University of Michigan Rogel Cancer Center
Ann Arbor, Míchigan
+1 800.865.1125 • rogelcancercenter.org

University of Wisconsin Carbone Cancer Center
Madison, Wisconsin
+1 608.265.1700 • uwhealth.org/cancer

UT Southwestern Simmons
Comprehensive Cancer Center
Dallas, Texas
+1 214.648.3111 • utsouthwestern.edu/simmons

Vanderbilt-Ingram Cancer Center
Nashville, Tennessee
+1 877.936.8422 • vicc.org

Yale Cancer Center/Smilow Cancer Hospital
New Haven, Connecticut
+1 855.4.SMILOW • yalecancercenter.org

Comparta su opinión con nosotros.

Complete nuestra encuesta y contribuya para que NCCN Guidelines for Patients sea mejor para todos.

NCCN.org/patients/comments

Índice

Made in the USA
Monee, IL
05 November 2026

67987965R00038